更年期世代の不調を取り去る

大人ピラティス

バルセロナ在住トレーナー
Noriko Tojo
戸城紀子

KADOKAWA

はじめに
バルセロナから愛を込めて

こんにちは。ＮＯＲＩＫＯです。

スペイン、バルセロナ在住のピラティストレーナーです。

２０１７年からスタジオを開設し、２０２０年からＹｏｕＴｕｂｅで「NOBI by NORIKO」というチャンネルを始めました。現在19万人超（２０２４年5月現在）もの方々に登録いただくようになり感謝しています。

２０２２年からは、「ＮＯＢＩオンラインサロン」を開始し、ピラティスと、ヤムナボディローリング（以下略称／ヤムナ）を組み合わせた指導を月間５００名の方々に行っています。

私自身、第一子出産後、骨盤のずれや長年の姿勢の悪さで体を痛めたのがきっかけでピラティスを始めました。劇的に体が変化した体験をシェアしたいと、舞台通訳からピラティス講師へと転向。ヤムナボールを使って体をほぐして骨格を改善し、ピラティスで筋肉強化と姿勢改善を行う指導を始めました。

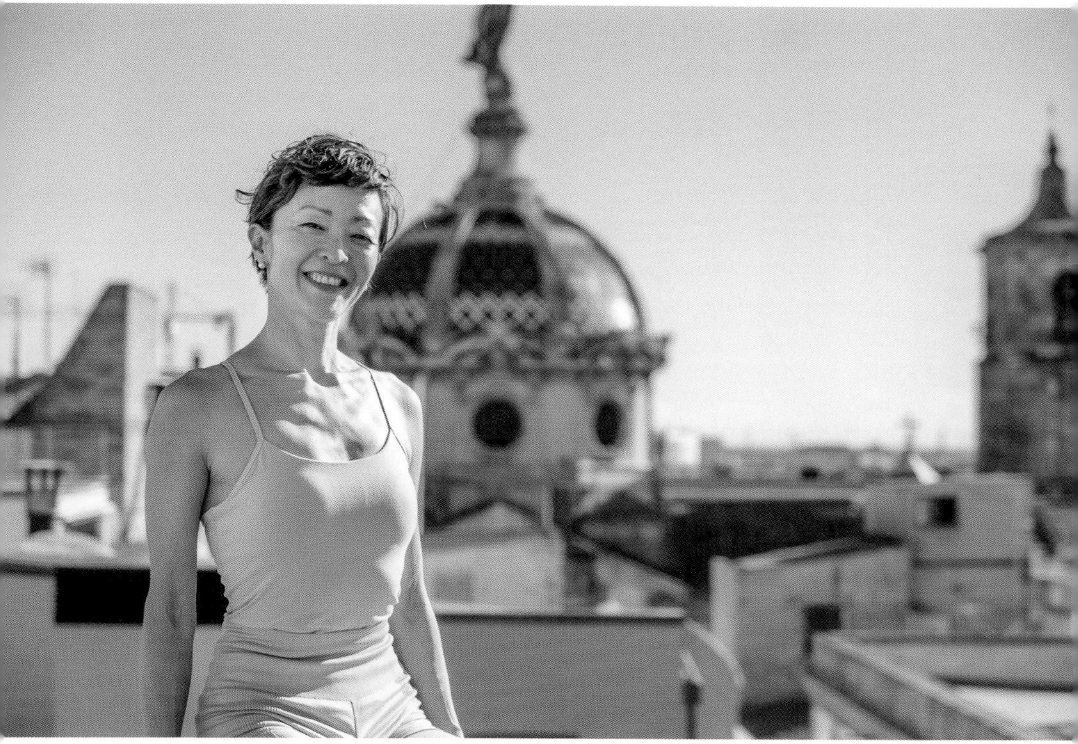

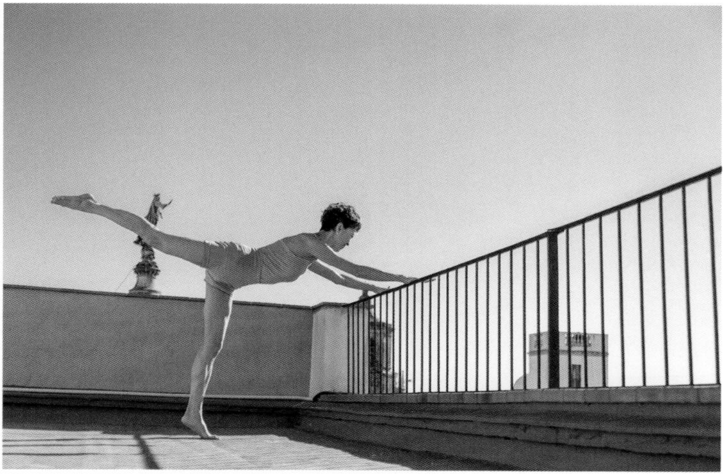

この本では、40代・50代の更年期世代が抱えるさまざまな不調や痛み（肩こり、五十肩、関節痛、腰痛、膝痛、頭痛、疲れやすさや気力の減退、不眠、イライラ、不安、尿漏れなど）を解消するためのピラティスの基本をお伝えします。目的別にストレッチも組合わせ、少しだけヤムナもご紹介します。

一般に知られているピラティスは、私からするとアドバンスのトレーニングに思えます。それを見たり体験したりして「キツイ」という印象があるかもしれませんが、そんなにハードなことはしなくていいんです。

体の不調や痛みは、姿勢や日常動作からくる体の歪みが原因です。

体幹や姿勢を整え、呼吸や正しい体の動かし方を知り、ほんの少しのメンテナンスをするだけで体が応えてくれることを実感できる、それが私のメソッドです。

運動が苦手な方でも、何歳になってからでも始められるのが特徴です。

プライベートでは、小学生と中学生の子どもを育てるシングルマザーです。

人生の歯車がうまく回らないこと、失敗することもたくさん経験しました。でも、いつもピラティスが体の不調を解消し、心のポジティブスイッチを押してくれました。この本が皆さんの「いくつになっても痛みや不調のない心晴れやかで健康な未来」に少しでもお役に立てることを心から願っています。

戸城紀子

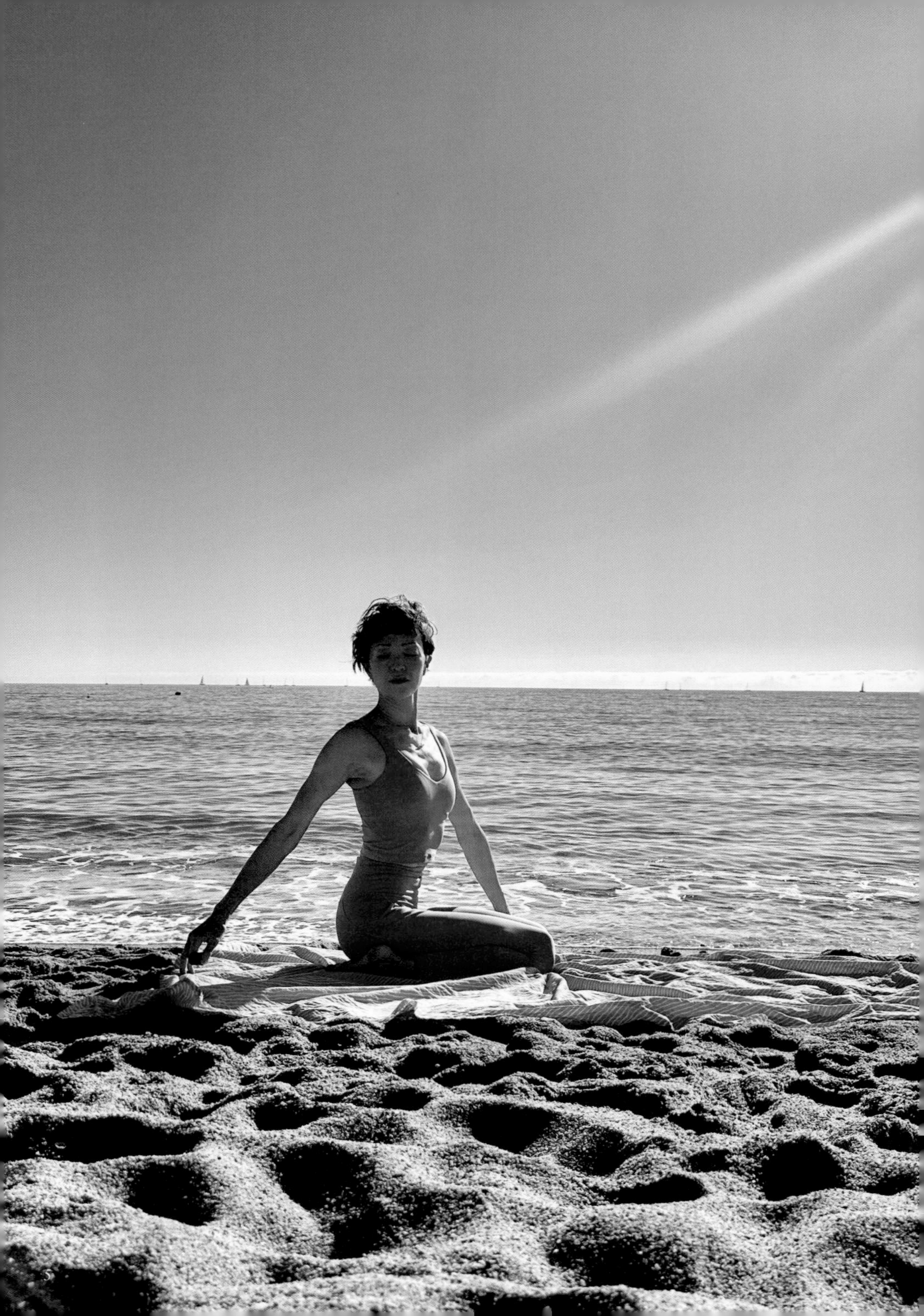

Contents

本書の見方・使い方

本書の、NORIKOがおすすめするピラティスの基本（姿勢・呼吸・体の動かし方）、ストレッチ、ヤムナのワークは、各二次元コードから関連動画をご覧になれます。

＊本誌の内容と表現が異なる部分がありますがどちらも間違いではありません。

Part 2	P26～52	「大人ピラティス」基本レッスン
Part 3	P54～69	お悩み1「腰痛・股関節痛」
Part 3	P70～73	お悩み2「歩くのが疲れやすい」
Part 3	P74～79	お悩み3「ぷよぷよお腹・便秘」
Part 3	P80～83	お悩み4「ぽっこりお腹」
Part 3	P84～97	お悩み5「猫背・肩こり」
Part 3	P98～109	お悩み6「不眠・モヤモヤ」
Part 3	P110～111	お悩み7「頭痛・眼精疲労」
Part 3	P112～115	お悩み8「目のたるみ」
Part 3	P116～119	お悩み9「体力減退」
Column	P120～127	「ヤムナボディローリング」
	P128～130	「大人ピラティス」3週間カレンダー

●準備するもの（ヤムナはP120参照）

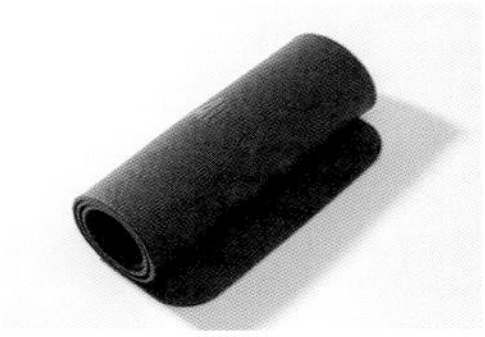

1.ピラティスマット

硬い床の上で行うと膝や腰を痛める原因になるため、衝撃を吸収できるマットを使用。厚めのものがおすすめ。私は厚さ1cmのエアレックス社のマットを愛用。

2.服装

動きやすく体にフィットした伸縮性のある服装で。

3.その他

汗を拭くタオルや、水分補給のための水を用意する。

●注意事項（ヤムナはP120参照）

- 妊娠中は頭を上げる腹筋、うつぶせの動きはしないでください。
- 妊娠中・持病・ケガがある場合は、かかりつけ医師に相談して行ってください。
- 痛みがある場合は、無理をして行わないようにしてください。
- 紹介しているメソッドは、効果を絶対に保証するものではありません。
  ご自身の判断で行っていただきますようお願いいたします。

Part 1

更年期の不調は「大人ピラティス」で解消できる

Menopausal problems can be alleviated with "Otona Pilates"

更年期世代は不調のオンパレード

40代、50代は更年期の不調も出てくる頃です。肩こり、五十肩、関節痛、腰痛、頭痛、疲れやすいとか気力の減退、不眠、イライラ、不安、尿漏れ、ホットフラッシュなど。痛みという身体的な不調と、メンタルの不調に分かれます。だんだん女性ホルモン（エストロゲン）が減少してくると組織を柔軟に保つコラーゲンが減り、関節にクッション性が失われて、痛みにつながりやすくなります。骨密度や筋力も低下して、血流の滞りも痛みの原因になります。

一方、脳の視床下部では相変わらず「女性ホルモンを作りなさい」と指令を出し続けています。ところが更年期に入ると、卵巣は以前のように働けません。「必要だからお願い」と言っているのに、卵巣は「無理」と言い続けるから、視床下部は混乱します。この視床下部は自律神経を調整するところでもあります。だから、自律神経まで乱れてきます。これがメンタルの不調にもつながります。

不調があるのにどうしていいのかわからない。病院では問題ないと言われるから、ますます自分を変に感じてしまう。もしかしたら、自分はもう終わり？　下る一方で、戻れない？　そんな気持ちの方、いませんか。あるいは不調にフタをして、昔と同じように自分を酷使しようとしていませんか。

閉経前後は、体も、脳も、神経も混乱状態なので、キツくて当然です。更年期が終わったら終わったで、また大変だという声もよく聞きます。

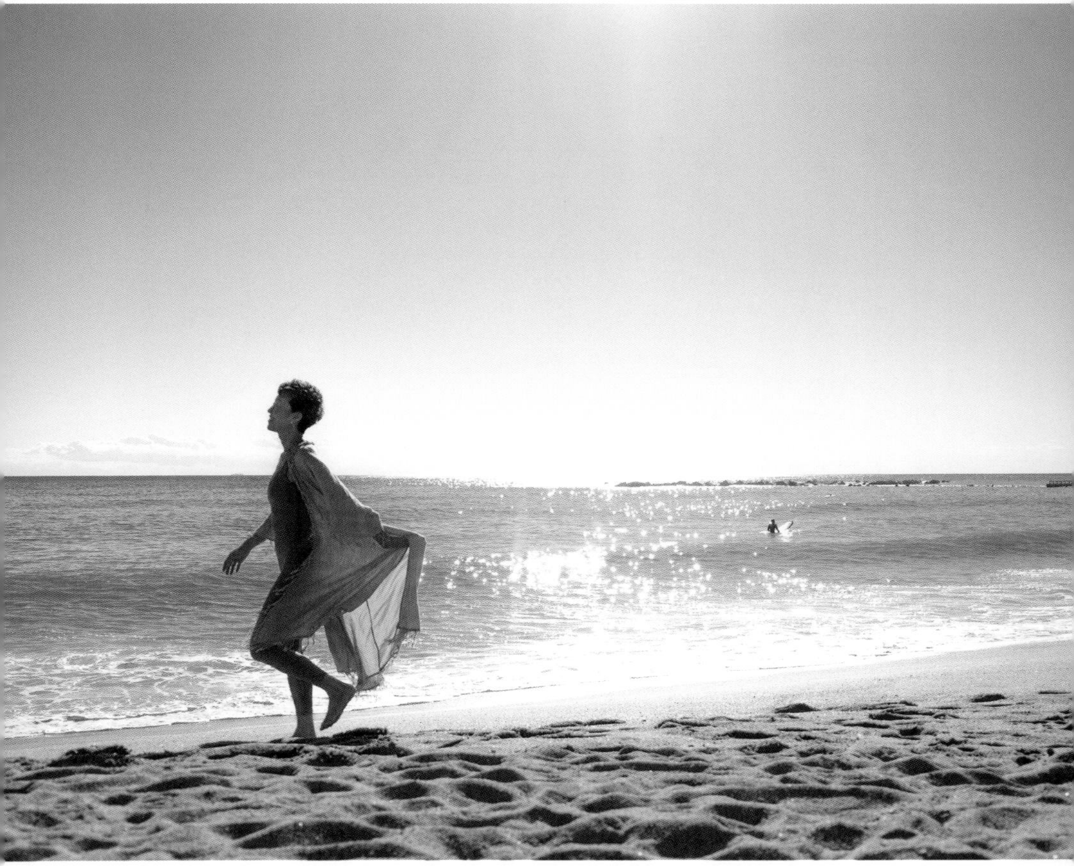

痛みは歪み。骨格と体幹を整える

そのような皆さんに「ピラティスを試しませんか？」と提案させてください。ピラティスはもともとリハビリの目的で考案されました。１８００年代生まれのピラティスさんというドイツ人が、病弱だった自分の体を強くして病気を克服するために、さらに戦争で傷ついた兵士たちを助けるためにと研究したメソッドがもとになっています。それが近年、痩せる目的やアスリートのパフォーマンス向上で脚光を浴びるようになりましたが、ピラティスの本質はそこだけじゃない。

病気がちだったり、ケガをしていたり、不調があるところから、体を元の状態に戻していく。また、人にはみんな姿勢や動きの癖があり（私にもあります）、それが歪みを作って痛みを引き起こすので、それもニュートラルなゼロの状態に戻す。そのためのエクササイズです。だから、はっきりいって地味です。その地味な動きが、すごく大事な筋肉のトレーニングになります。

体の骨格は家の柱のようなもの。柱が曲がった状態で漆喰を塗ったり瓦をのせても、すぐに崩れてしまいます。同様にまず体を支える骨を戻して、体の軸をしっかりさせてから、筋肉をバランスよくつけていく。これがピラティスです。だから、誰でもできる。しかも、日常のあらゆる動作から体を守れるようになります。おかげでこりや痛みを遠ざけて、背骨を通る自律神経も整います。更年期世代の慢性的な不調を取り去るのに、とても適しているのです。

連動している小さな筋肉を鍛える

縮こまってバランスが崩れ、バラバラになった体をストーンと真ん中に戻して、それを支える大きな筋肉と、小さな細かい筋肉をまんべんなく鍛えていく。だから姿勢が変わるし、不調が消える。

こうしたニュートラルな状態は、体にとって理想的です。どこにも負担がかからず、こりも痛みも生みません。慢性的な不調もラクになります。ぶり返しても「戻せるから大丈夫」と安心していられます。そんな状態、何年ぶりでしょう？

考えてみてください。重い物を持つとき、どこを使いますか？　腕？　それだけじゃなく、体幹というお腹のあたりの筋肉をキュッと引っ込めて、その力を借りて持つ。さらに腕といってもたくさん骨や筋肉があるから、付け根から末端まで働いてもらう。このように、ピラティスで体の正しい動かし方を再学習すると、無意識のうちに体が一番ラクな動きをするようになります。

オーケストラのようにいろんな組織を総動員して使えれば、どこか1ヵ所に負担がかかることなく、最大限のパワーを発揮できます。だから疲れない、ケガをしない、痛みの出ない体を作れるというわけです。

逆に言うと、たとえば腰が痛いからといって腰だけケアすればいいのではありません。背骨全体、お腹の奥の筋肉も、股関節まわりの筋肉も、「そんな筋肉、初めて知った」という小さな筋肉まで癒やしながら、しなやかに強くしていきます。

マイナスから ゼロに戻すだけでいい

運動が嫌い、体を動かすのは苦手、スポーツをしたことがない。そんな人こそ、とりあえずやってほしいと思います。もちろんスポーツをしている方、体に自信がある方も、これからずっと機能する体を保つために正しい動きを知ってほしい。

人生にはいろいろなことがあります。ケガをしたり、病気になったり、そんな中でも、ピラティスならできることは山ほどあります。寝転んでピラティスの呼吸をするだけでも体の中の筋肉を鍛えることができるし、正しい姿勢で立っている、または座っているだけでもかなりの筋トレになるんです。

前述のように、一般に知られているピラティスは、私からするとアドバンスのトレーニングに思えます。そんなにハードなことはしなくていいし、むしろいきなりやろうとすると、体を痛めかねません。何より、無理をするものは続かないですよね。

むやみにプラス方向を目指すより、数十年間かけて蓄積した体の癖や不調をゼロに戻しましょう。そこから徐々に、できる範囲でプラス方向にのばせばいい。

私がお届けするピラティスは、これです。ＹｏｕＴｕｂｅ動画でたくさんエクササイズを紹介していますが、基本の基本、本当に大事なことを、この本にまとめました。初めての人はここからスタートしてほしいし、慣れていろいろできるようになっても、ときどきこの基本に立ち返ってきてください。

がんばらないで、ゆるめる、伸ばす

この本の特徴は、もう一つあります。ゆるめる、伸ばす、ほぐす、ということをピラティスとセットにしていることです。誰にでもできるストレッチと、専用のボールを使って行うヤムナというワークも紹介しています（Ｐ１２０）。歪んで縮こまった体にいきなり筋肉をつけようとするより、ストレッチやワークで伸ばしてから筋肉をつける方が早く結果が生まれます。

「体が硬いから無理」という方も、ストレッチならできそうじゃないですか？ストレッチをしてからピラティスを行うと、とってもやりやすいんです。もちろん、ピラティスの後にストレッチで体を休めるのもおすすめです。

ストレッチを紹介している理由は、もう一つあります。ほんの短時間でいいので、できれば毎日、ピラティスを行ってほしいのですが、そんな気分になれないときもありますよね。そんなときはストレッチだけでも大丈夫です。もっと言えば、ストレッチさえできないときは、伸びをして体をリラックスさせるだけでもＯＫ。やみくもに鍛えるのではなく、ゆるませる。がんばりすぎず、続けていく。大人世代は特に、無理はやめましょう。

だから、ストレッチも気持ちいい範囲で行ってください。ピラティスよりも体を大きく動かすので、変な痛みを感じたらストップ。写真と同じように伸ばせなくても気にしないで。自分にとっての気持ちよさを常に大事にしてくださいね。

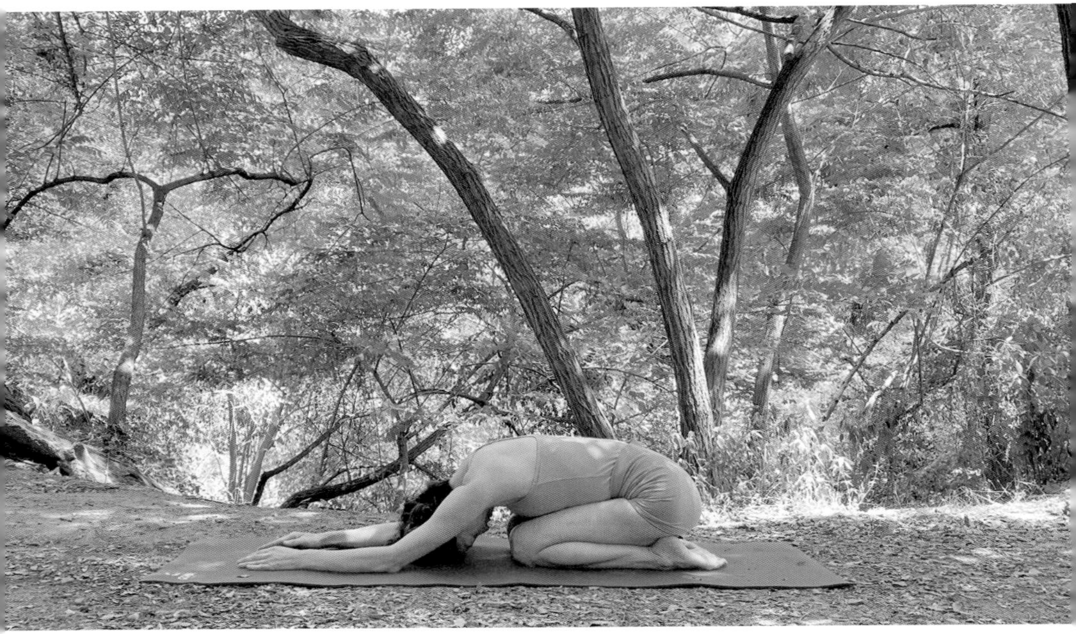

いくつになっても体は変わる

いくつからでも体は変わります。諦めず、最初の一歩を踏み出しませんか？

87歳の母はパーキンソン病と診断されて、もう数年経っています。進行型の病気ではありますが、その進行を遅くできるように毎日ピラティスをやってくれています。おかげさまで母は今でも普通に生活できているし、どこにも痛みがなくお友達と食事に行ったり、家族旅行もできます。「今日できたことを明日もできるように」という心意気で続けている姿は、我が親ながら素敵だなと思います。

YouTubeの視聴者さんやオンラインサロンのメンバーさんも、いろんな年齢層、いろんなバックグラウンドで始めて、それぞれのペースで続けてくれています。「長年の痛みが消えた」「更年期がラクになった」「痩せた」「左右の眉の高さが同じになった」「腰痛が起きなくなった」「毎日が楽しくなった」「人に優しくなれた」……体や気持ちの変化をたくさんコメントしてくれます。

年を重ねれば不調は誰にだって起こります。いつもピカピカの完璧なマシンでいるのは不可能です。だから自分を責める必要なんて一切ありません。

どんなときも自分の体の声を聞きながら、愛情を持ってケアをして、凹んだときは無理なくサポートしながら引き上げる。その方法を身につければ、いくつになっても輝けるし、人生は楽しめます。そのきっかけにピラティスを使ってください。

体から心の
ポジティブスイッチを押す

私は今、バルセロナに共に引っ越してきた夫とは離婚して、２人の子どもを育てるシングルマザーです。人生山あり谷あり。過去に人生の歯車が合わず、心のバランスを崩して不調をきたしたこともありました。でも、ピラティスで体を少しずつ変えていったら、「こんな自分はダメ」と自分を責める気持ちが薄らいでいきました。許せるとラクになります。そのぶん目の前にある楽しみや幸せに気づくことができるようになり、同時にスペインでピラティスを教えていこうという決心がつきました。そこからすべてがうまくいくようになって、気がつくと心の不調がまったくなくなり、ポジティブの連鎖が起きたのです。

今、ＹｏｕＴｕｂｅでの配信に加えて、動画を使ったオンラインサロン、そして、年に数回、日本で対面クラスも行っていますが、たくさんのコメントをいただき感謝しています。体の変化だけじゃありません。心の変化についてもコメントをたくさんいただいています。不調が軽くなることももちろん大事ですが、「不調を受け入れられるようになった」「不調はあっても、別のことにも意識が向けられるようになった」など、本当にたくさん。体には心のポジティブスイッチがあるようです。

だから、もっと多くの人が始めやすいようにと願って、本にしました。各エクササイズは二次元コードを使って動画も見られるようにしています（Ｐ８参照）。

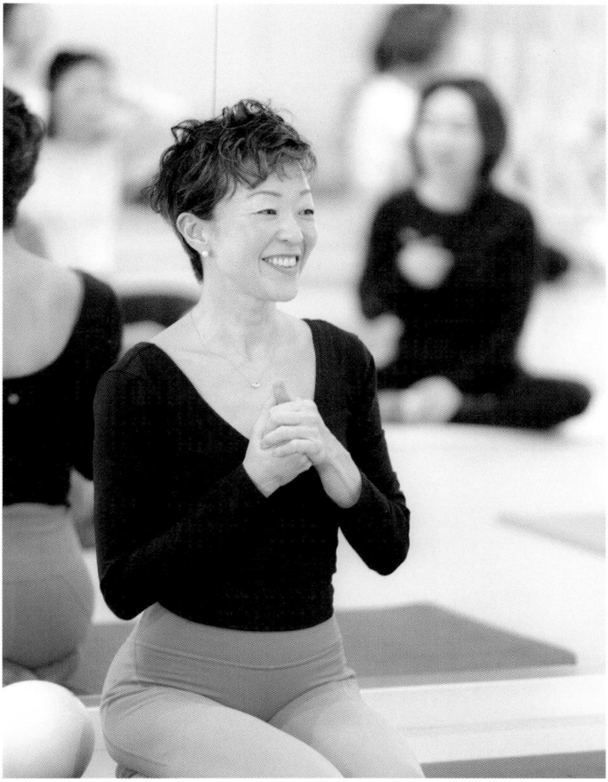

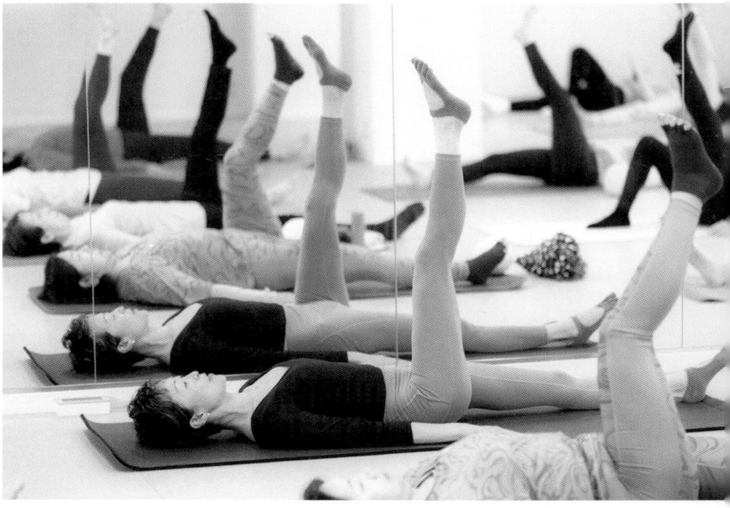

私がピラティス講師になるまで

そういう私はどうだったかというと、出産時に腰を痛めたのがきっかけです。もともと運動はさほど好きな方ではなく、ジムに入会しては幽霊会員で終わるような人間でした（だから、続かない人の気持ち、よーくわかります）。

ただ、旅や自然が好きで、誘われたらスキー、スノボ、カヌー、ロッククライミングと、なんでもやりたい質《たち》でした。また、ヨガのようにゆるやかに体を動かすことも好きでした。そうしたことが腰の痛みのせいで、何もできない。それどころか日常生活がツラくてツラくて。なんとかしなきゃ、と思っていたときに、「ピラティスがいいらしい」と聞き知ったのです。2010年のことです。

やってみて、正直なところ「つまらない」という感想でした。「こんなことで体が変わるの?」と半信半疑でもありました。ところが！　痛みが消え、体が劇的に変わったんです。腰だけじゃありません。体全体が軽くなって、疲れが出なくなり、おまけにX脚がまっすぐに、お腹まわりも人生初の細さになりました。子どもの頃からの外反母趾の痛みもなくなりました。何より、姿勢が変わりました。かつては「蝉丸《せみまる》」とあだ名がつくほどだった私が、です。百人一首カルタで描かれる蝉丸の絵、あんなふうに頭がいつも前に出て、首が縮んでいました。

このような変化が得られるまで、私の場合は3か月ほどでした。産後で体が変わりやすいタイミングだったのも幸いしたのでしょう。「なんだ、これは!?」と、驚きでした。他のスポーツやヨガも復活できたし、しかも以前よりもやりやすい。ピラティスのこと、みくびっていたくせに感動でした。仕組みを知りたくなって勉強を始め、知れば知るほどのめり込んでいき、「これを、みんなにも伝えたい」と思ってインストラクターの養成コースを受講しました。資格を取った後も解剖学の勉強は続けています。腹直筋離開（Ｐ83）やヤムナ（Ｐ１２０）など他の資格も取り研究するほど、助けてあげられる人が増えました。そして、お悩みや不調をシェアしてもらうたびに勉強すべきことがまた増える。それをお伝えして……という繰り返し。奥深さとやりがいはエンドレスです。人を笑顔にしてさしあげられるこの活動を通じて「天職を見つけた」、そう感じています。

私の体も完璧ではありません。体の片側ばかり使うと歪みは出るし、数日ピラティスをさぼるとすぐに扁平尻になって骨盤が傾いてしまいます。ちゃんと運動してケアすることがこんなに大事なのか、と身をもって感じています。だから、皆さんに心からすすめたいのです。

本当は、マットの上でするエクササイズだけがピラティスじゃないんです。この本にある基礎が体になじんでくると、普段の歩く、階段を上る、料理、掃除、荷物を持つ、あらゆる行動がピラティスになります。そうなれば、ますます効果が上がり、体がラクになります。その日まで、本書にお付き合いくださいね。

体験者の声（前編）

NOBI by NORIKOオンラインサロン参加者の声をお届けします。
オンラインサロンでは、ピラティスとヤムナ（P120）を合わせたメソッドを実践しています。

肩こり、反り腰、頭痛、体のだるさが減った

N.M.さん（44歳／埼玉県）

コロナ禍の2020年頃、自分で骨盤を整えたくてYouTubeでNORIKO先生の動画に出会い、初めてピラティスを知り、オンラインサロンに参加しました。レッスンでは、毎回なぜその不調、症状が起きるのか詳しく説明してくださり、どんな不調にも答えてくださるので、理解し納得してから行えます。肩こり、反り腰、頭痛、体のだるさが減り、４年前は腹直筋離開（P83）していたのに、いつの間にか直っていました。湯船から出ると、膣からお湯が出ていたのに出なくなり、中学生から変わっていなかった身長が1cm伸びました。もう40代だし、今さら何か始めるなんて無理と思っていましたが、自信がつき、ピラティスとヤムナの資格を取って指導者になりたいという夢ができたのは自分でも驚きです。

間違ったヨガで体を痛めていることに気づいた

M.Y.さん（54歳／大阪府）

コロナ禍にYouTubeを見ながらヨガをしていたのですが、なんだか腰が痛かったり、坐骨神経痛になったり…。「ヨガをしているのになんでかな～？」と思っていたところに、NORIKOさんのピラティス動画を見て気づいたのです。体幹を意識せずにヨガをしていたから逆に負担がかかっていたのだということに！ そして、筋力を、維持・アップするにはヨガよりピラティスの方がよさそうだし、ヤムナとの相乗効果で、正しく体を鍛えることが大事だと思いオンラインサロンに参加しました。その予感は的中。レッスン中やりがちな悪い動きを「腰反ってない～？」などとタイムリーに注意してくださるので正しく動くことができ、体幹を意識できるようになったので、腰の痛みは感じなくなりました。

質のよい体の動かし方を知った

鈴木 朋佳さん（50歳／千葉県）

仕事の異動で、ベーカリー（パン）部へ配属となり、作業台で下向きの姿勢、重いパン生地の入った段ボールの上げ下げ、重い鉄板を地面と水平に出し入れするようになりました。体の疲労がひどく、ギックリ腰、ギックリ首をやるようになりましたが、職場は好きなので辞めたくない! 元気な若いお兄さんのYouTubeを見てギックリ腰になったこともあり、NORIKOさんのYouTubeでオンラインサロンの募集を知り参加しました。それから確実に体がラクになり、ギックリは一度もやっていません（感謝）。仕事のときも、力の入れ具合、腹筋を入れてから持つ、同じ姿勢に極力ならないなど、自分で自分の体を守れるようになりました。

整体通いなく腰痛ケアできてうれしい

滝田文子さん（59歳／東京都）

ゴルフ上達のための体幹強化、腰痛解消のためにオンラインサロンに参加。骨に問いかけるヤムナボールでのアプローチ、巧みな言葉でのアシストが一番の魅力です。たとえば、直立の正しいやり方。多くの方が知らないと思います。これだけでも腰が違う。この基本的な日々の生活の中での大事な「まっすぐ立つ」ということをわかりやすく説明してくれるのがNORIKOさんです。ゴルフラウンド後のヤムナボールでのアプローチでほぼ改善されるようになり、整体、接骨院、マッサージ、整形外科は、サロン参加後ゼロ回です。普段からの座り方、立ち方、意識レベルが圧倒的に変わりました。アラ還でもできるって本当に喜びなんです。

大きな動きではないのに体に効いて気持ちいい

M.I.さん（52歳／東京都）

ヨガの講師経験ありですが、50歳を超えて急激に疲れやすくなり、それまでできていた汗をかく運動をする気力がなくなりました。自分に合う運動がわからなくなり困っていたところ、YouTubeでNORIKO先生に出会い「これだ！」と思ったのです。すべてにおいて追い込み型の私が、マイペースでリラックスする、自由でいる、好きなことをしている自分でよい、と心から感じられるようになりました。先生のオープンで温かいお人柄、ガイドするときの表現もとてもわかりやすく、ピラティスへの苦手意識がなくなりました。大きな動きではないのに、確実に体に効いて本当に気持ちよいのです。更年期で動くのがツラい方にも本当にNORIKO先生をおすすめしたいです。

体の歪みが取れ、体をラクに動かせるように

木暮なをみさん（51歳／群馬県）

更年期に入って少しでも元気に過ごしたい、慢性の肩こり、眼精疲労、頭痛の悩み、体の歪みを直して筋力をつけたい、精神面でいろいろな影響を受けやすいので、体を整えることで 心も強くなれたらと思い、サロンに参加しました。体の歪みが少しずつよくなり、日々の歩き方や立ち方など意識して過ごせるようになり、ピラティスで少しずつ体幹を感じ、筋力が養えていることを実感しました。体を動かすことがラクになり、肩こり、偏頭痛が減りました。始める前はオンラインのクラスは味気ないかな？と思っていたのですが、先生がひとりひとりに語りかけてくれているのが伝わってきますし、メンバーの皆さんと同じ時間を共有できて、毎週楽しみな時間になりました。

たくさんのよい変化が起きた

H.H.さん（44歳／福島県）

30代後半双子出産時の帝王切開による腹直筋離開、その後の子宮全摘による内臓下垂、子どもの頃からの軽微な側湾症などによる不調と更年期の症状が出始めた頃、先生と出会い自分の体をなんとかしたい、基礎体力を上げたい、骨盤底筋を鍛えたい、更年期の症状を緩和したいとサロンに参加しました。体を動かすことが心地よくなり、夜の時間の使い方が変わったことで、ダラダラTVを見ながら寝落ちすることがなくなり早寝になり、睡眠時間が増え、朝スッキリと目覚められるようになりました。浅かった呼吸がロングブレスできるようになり、お腹に筋が出てお腹まわりもスッキリ。姿勢を意識するようになり、体の歪みが改善され、それまで毎月悩まされていた背中ギックリがなくなり、身長が2cm伸びました！　驚くほどのよい変化があり、日々楽しく体を動かしています。

うつ症状が緩和され、自分らしさを取り戻せた

T.O.さん（55歳／東京都）

職場の人間関係に悩み、不安障害、めまい、耳鳴り、動悸、息苦しさを発症。仕事を継続できなくなり退職。自宅療養中に YouTube で NORIKO先生に出会いました。「あんまり先のことを考えなくてよいから、今、この瞬間だけ私と一緒にこれをして」。どん底の私はこの言葉に救われました。落ちてしまった穴に、光る糸を垂らして引っ張り上げてもらえたような感覚。それから毎日ピラティスを続け心が健やかになりました。その後、オンラインサロンに参加。1年続け、今では、体の不調もなくなり、めまいや耳鳴りもほぼありません。以前の自分を取り戻せています。肩こりも自力で治せるようになりました。NORIKO先生の声を聞くと穏やかな気持ちになります。オンラインという距離感を感じさせない、寄り添ってくれるレッスンです。

ずっと悩まされていた頭痛がなくなった

伊藤千恵さん（50歳／東京都）

頭痛持ちだったので、激しい運動は嫌いでヨガを始めたのですが、先生のようにポーズが取れず、呼吸もうまくできず断念。「ピラティスなら？」とYouTubeで探したところ、「お腹抜けてない？」「呼吸も忘れないでね！」と姿勢や呼吸などの注意点を指摘してくれたのはNORIKOさんだけでした。頭痛の原因は姿勢の悪さと眼精疲労だとわかっていたので、NORIKOさんがピラティスとヤムナを合わせたメソッドでサロンを開くと知り参加。ヤムナで体の深部までほぐすことで姿勢が改善でき頭痛がほぼなくなりました。身長が1年で1cm伸び、腹位は3cm減。周囲から「背筋が伸びてきれいだね」と言われることが増えました。今は嫌なことがあってもイライラせず、笑い飛ばすことも増えました。年齢の近いNORIKOさんのチャレンジは「私もまだまだやれるよ！」と前を向かせてくれます。

主治医から太鼓判を押された

Cadman Yukiさん（55歳／オーストラリア＆東京）

腰痛（骨挫傷、腰椎狭窄症）の軽減と老後に向けて体を整えたいと参加。正しい歩き方や立ち方、座り方、背骨を自然と意識して過ごせるようになり、エクササイズを短時間でも習慣化することができました。少しずつ更年期の自律神経やメンタルの不調が改善され、体は少し引き締まりました。痛みが出ても、整体に通うことなくセルフケアができるようになり、主治医から現在やっているエクササイズはぜひ続けてくださいと背中を押されました。オンラインクラスなので、自分の生活や体調のペースに合わせてライブとアーカイブで受講でき、世界中のどこにいても継続しやすいのもよいです。

ひどい猫背が直り、モヤモヤが軽くなった

YUKO.Yさん（57歳／福岡県）

50年以上猫背で、3年前から夕方になると背骨が固まって痛みが出始め、仰向けになるのもやっと。このまま年齢とともにさらにひどくなってしまうのかと恐怖でした。整体、カイロプラクティック、すべて試しましたが、骨が固まっているのでどうしようもないと言われ、最後の頼みの綱で、NORIKO先生のピラティス動画にたどり着きました。毎日少しずつ続けているうちに体と心が心地よくなり、さらにヤムナで骨は動かせると知り、サロンに参加しました。週1回のレッスンと、毎朝出勤前に背中をほぐすピラティス（腹筋、背筋）を続けていたところ、2か月前から痛みなく仰向けになれるようになり、猫背のカーブも以前よりよくなったと人から言われるようになりました。気持ちがモヤモヤしているときに無心で深く呼吸しながらピラティスをしていると、そのモヤモヤが軽くなっていくのを感じます。

不調に対処できるようになった

渡辺智子さん（55歳／神奈川県）

加齢とともに起こる不調にできるだけ自分で対処できるようになりたいと思い、オンラインサロンに参加しました。不調を解消するために日常生活で鍛えたり調整することを自然とできるようになりました。たとえば、通勤時、駅では階段を使う、歩くときは足底の着地の順番を意識する、座るときは体幹を意識して股関節に負担がかからないようにするなど。デスクワークのとき座り方を変えたら股関節の痛みがなくなり、ストレッチを挟むようになったら肩こりがなくなりました。不調が起こったとしても何をすればよいかを理解できたので、対処できるようになったのは大きいです。

Part
2

「大人ピラティス」基本レッスン

Basic lesson of "Otona Pilates"

ポイント1

「ニュートラルな姿勢」

頭、背中上部、お尻を一直線に保つ

体は軸を探そうとします。どこかが軸から外れると体はバランスをとろうとして別のところも崩れてきます。そうして負担が蓄積して、筋肉に痛みが出たり、骨の間が狭くなったりと、問題が生じてきたりします。だから、まずは自分の癖に気づくこと。そこから本来の軸に戻していきましょう。

これを「ニュートラルな姿勢」と呼び、頭・背中上部・お尻を一直線に保ちます。背骨はゆるやかなS字カーブ、骨盤も立たせます。この姿勢をキープしながらエクササイズするのがピラティスの基本です。このように立つこと自体がキツイという人も多いと思います。大丈夫。続けていればできるようになるし、体の歪みが取れてラクになります。エクササイズできないときはこの姿勢で立とうとするだけでもOK。それもできない日は寝そべって頭・背中上部・お尻の3ポイントを意識するだけでもいいです。

まずはここから始めましょう!

ニュートラルな姿勢

1. 壁に頭、背中上部、お尻をつけて立つ。
2. 足は骨盤の幅に広げ、かかとから爪先まで正面を向くように。
3. 膝の向きも正面。かかとは壁から5㎝くらい前。
4. 足は根を生やすように床にしっかりつける。
5. 骨盤の上に体重をのせ、最後に頭をのせる感覚。

＊正面の向きはP37ををチェック。

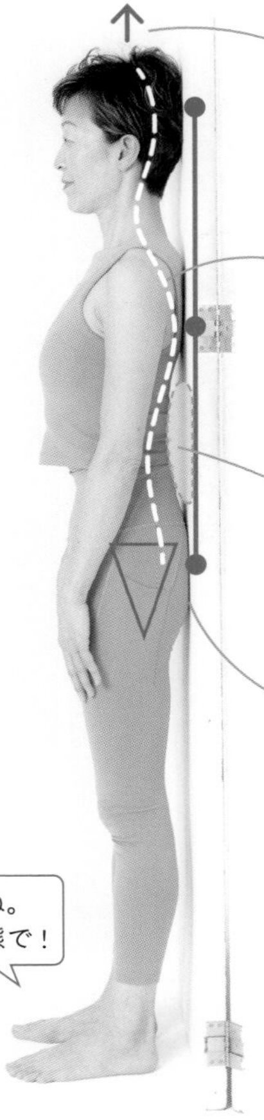

Point 1
頭は天井から吊るされているイメージ

Point 2
背骨はきれいなS字カーブ

Point 3
腰の隙間は手の指の第2関節までが入るくらい

Point 4
骨盤は立てる

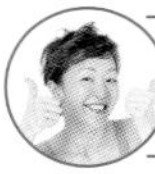

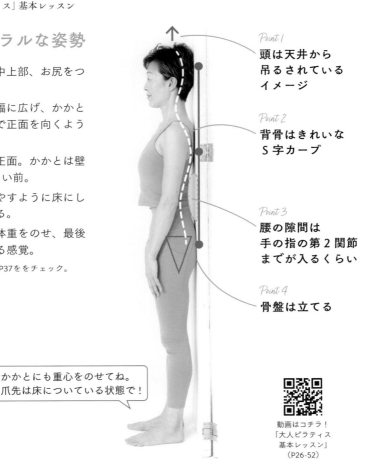

かかとにも重心をのせてね。
爪先は床についている状態で！

動画はコチラ！
「大人ピラティス基本レッスン」
（P26-52）

NG ×

猫背・ストレートネック

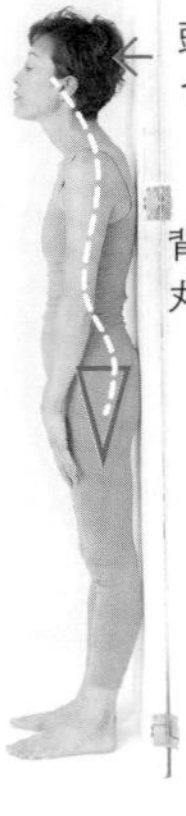

頭がつかない。
背骨が丸まっている。

反り腰

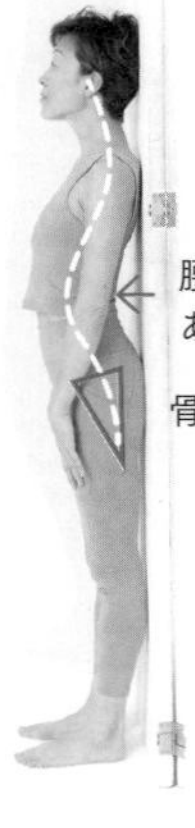

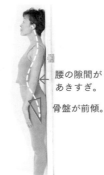

腰の隙間があきすぎ。
骨盤が前傾。

スウェイバック

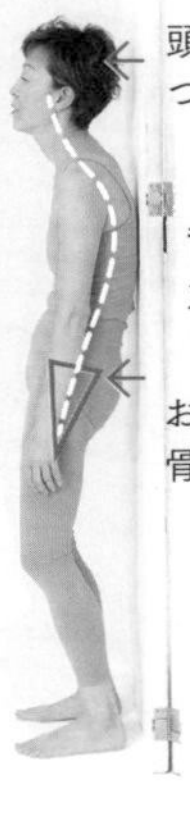

頭がつかない。
背骨が丸まっている。
お尻がつかない
骨盤が後傾。

ポイント2

「胸式呼吸」

胸から吸って、
チャックを閉めるように吐く

ピラティスで使うのは胸式呼吸です。鼻から息を吸って肺をバルーンのように３６０度、大きく膨らませるイメージです。体の内側から肋骨を外に押し出し、背骨にまで動きが伝わります。そうやって広げきったら、今度は吐くときに体幹を締めていきます。その繰り返し。

この胸式呼吸をマスターしようとすれば姿勢も改善されて、体幹のトレーニングにもなります。おかげで日常のちょっとした動作でも全身の筋肉を上手に使えるようになって、筋肉の使用率が上がり、代謝がアップ。つまり、太りにくくなる。

おまけに肺機能はもちろんのこと、肋骨に守られている内臓まわりの筋肉を動かして内臓機能が向上し免疫も上がります。一方、お腹を膨らませる腹式呼吸はリラックス効果があります。

ストレッチやヤムナをするときの呼吸は、胸式呼吸や腹式呼吸にこだわらず、開きたいところを意識してゆったりと呼吸します。

吸う

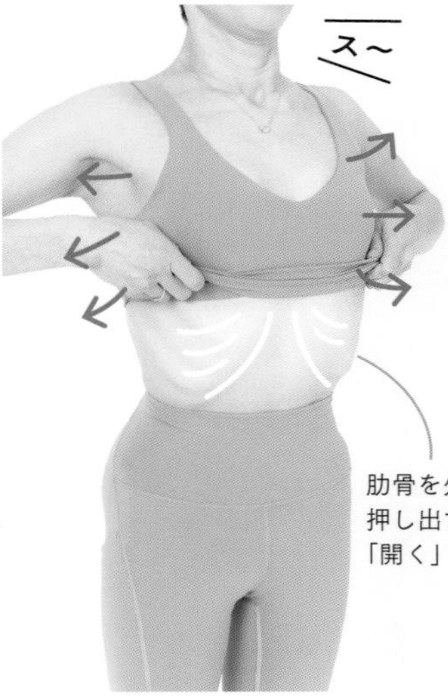
ス～
肋骨を外に
押し出す感じで
「開く」を意識

姿勢はニュートラル（P27）に。鼻で息を吸って胸と肋骨を360度膨らませる。バルーンが膨らむイメージで。

吐く

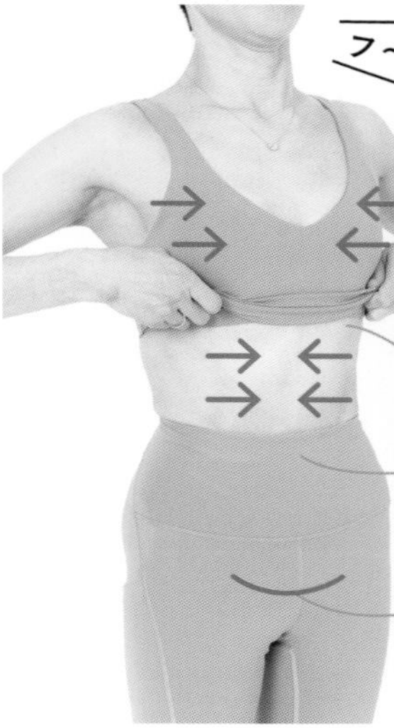
フ～
肋骨下部in（肋骨
下部のフックを
留める感じ）。
お腹in（おへそを
ひっこめる感じ）。
骨盤底筋スイッチ
オン（尿を止める感
じ／P35）。

動画はコチラ！
「大人ピラティス
基本レッスン」
（P26-52）

口または鼻から息を吐きながら、チャックを閉めるように骨盤底筋から腹部まで体幹を締めていき、最後に肋骨下部のフックを留めるように息を吐ききる。

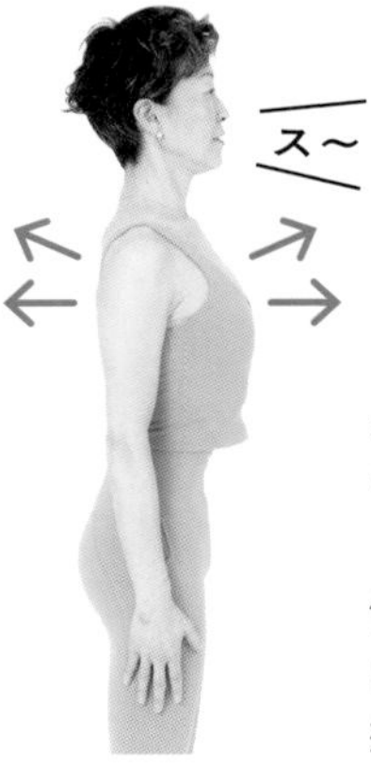
ス～

胸式呼吸

お腹ではなく肺（肋骨）を大きく広げる。ピラティスで使う。体幹のエクササイズになる。呼吸だけで痩せる。

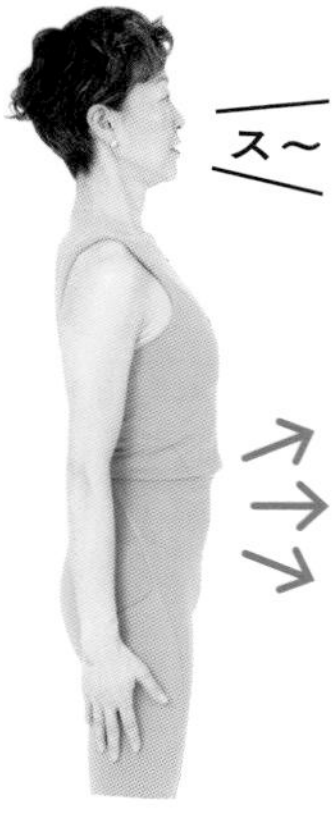
ス～

腹式呼吸

お腹を膨らませる。あまり肋骨は動かない。ヨガなどで使う。リラックス効果あり。

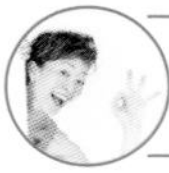

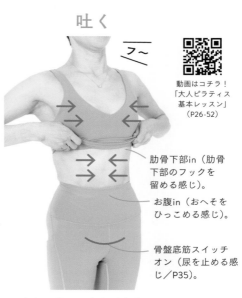

目的で使い分けて。
ロングブレスなら効果UP

ポイント3

「背骨」

自律神経を整え骨格を支える最重要パーツ

背骨は体の中心を通る大黒柱。背骨にゆるやかなカーブがあるからこそすべての動きのショックをバネのように吸収できます。この大事な背骨をすべての人に整えてほしい。健康な心身に背骨は欠かせません。そう、体だけじゃなく心のためにも。

というのも、自律神経の安定に背骨はとっても重要なんです。自律神経は、末梢神経の一つで、中枢神経（脳と脊髄）から枝分かれして全身に張り巡らされています。脊髄は背骨の中の脊柱管を通っていますが、自律神経はその横から枝分かれしています。つまり背骨が硬くなったり、脊椎間（椎間板）がつぶれてしまうと、自律神経の通り道が狭くなってしまいます。更年期世代を乗り越えていくためにも、背骨をリリースして、自律神経を整えていきましょう。

背骨は1日では変わりません。でも、ピラティスを続ければ必ず変わります。胸式呼吸だけでも背骨にアプローチできます。そもそも深い呼吸やストレッチによるリラックス効果もあります。

背骨と神経

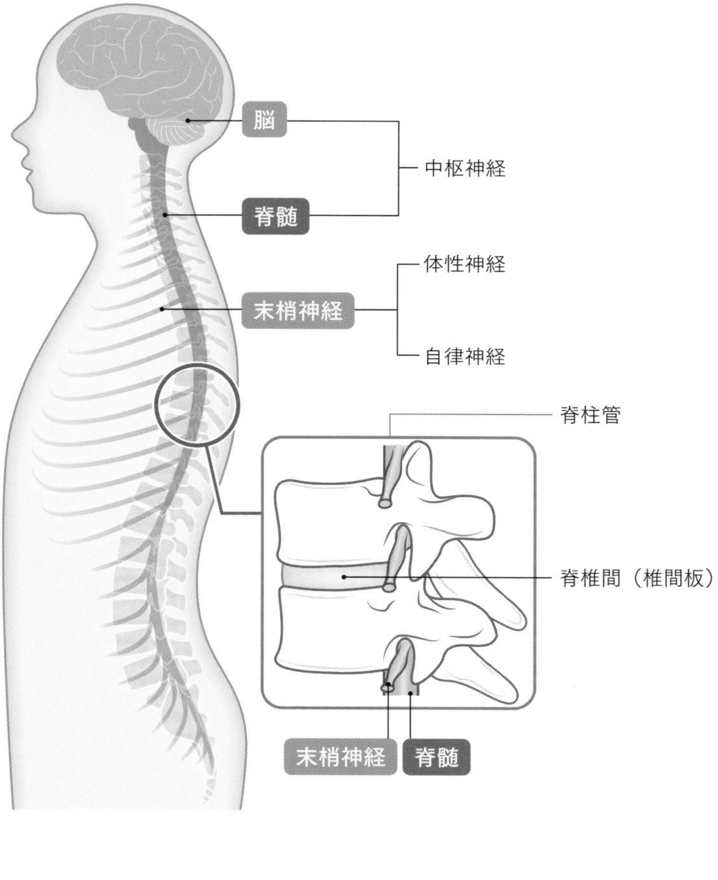

神経は中枢神経と末梢神経の２つがあり、末梢神経は体性神経（随意神経）と自律神経（不随意神経）に分かれている。体性神経は、脳に「冷たい！」などの情報を伝達したり、脳からの指令を伝え、体の部位を動かしている。自律神経は、内臓機能、発汗、体温調節、代謝など。自分の意志ではなく体を機能させる。

ポイント4

「体幹」

体を支える胴体部の重要な筋肉

ピラティスでは体幹を常に使います。ニュートラルな姿勢（P27、37）を保つのも体幹。胸式呼吸をしても体幹。どんなエクササイズをするときも体幹を使うし、使えば使うほど鍛えることができます。

体幹とは、横隔膜・多裂筋・腹横筋・骨盤底筋群の4つの筋肉で構成されています。海苔の缶みたいに蓋、筒の胴体、底になっている。これが体のどのあたりにあるかイメージしてください。

この体幹を鍛えることができれば、重要な内臓をしっかり支え・守ることができ、体の軸を安定させ、つぶれがちな腰椎もすっと伸びます。ピラティス以外の運動でも、日常の何気ない動作をしても、変な痛みを引き起こさず、安全になります。

だから、ピラティスを行うとき、フォーカスするのは常に体幹。

手足を上げたりする角度は必ずしも私と同じじゃなくていいから、体幹だけは「写真の通りかな？」と、その都度チェックしてくださいね。

４つの体幹の筋肉

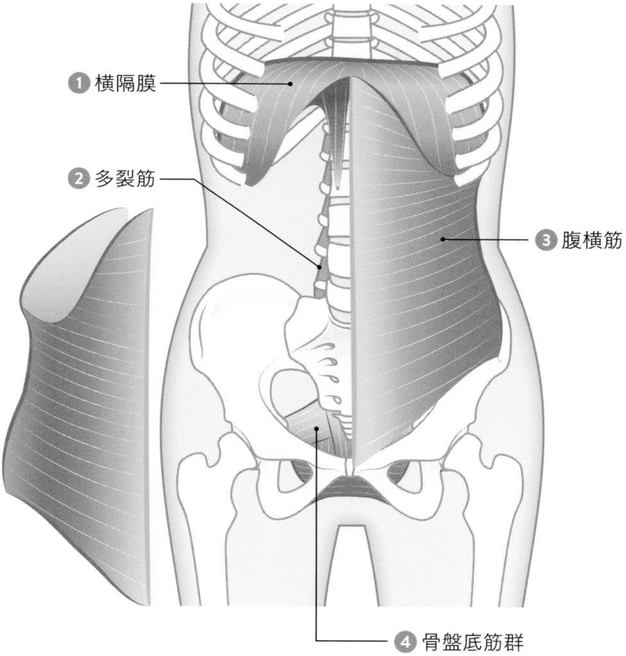

❶ 横隔膜
ほぼ真ん中に位置しており、胸部と腹部を分けている。日常的に行っている呼吸を作り出す役割を果たしている。

❷ 多裂筋
背中の脊柱に付着する筋肉。脊柱が伸展し、片側が働くことで脊柱を回旋・側屈させる。腰部骨盤帯の安定に重要な役割。

❸ 腹横筋
腹筋群の最も深い内臓側にある。表からは見えず、腹部に巻いたコルセットのような形をしている。姿勢改善や腰痛予防に重要。

❹ 骨盤底筋群
骨盤を支えているハンモックのような役割の筋肉。腰痛や尿漏れなどのトラブルを予防する。詳細はP34へ。

ポイント5

「骨盤底筋」

息を吐くときはいつもスイッチオン

体幹の底は骨盤底筋。正確には骨盤底筋〝群〟です。坐骨と坐骨、恥骨と尾骨の間にいろんな筋肉が集まって、膀胱、子宮、直腸という3つの臓器を支えています。まさに縁の下の力持ち。

ところが内臓脂肪が増えて重くなり、おまけに姿勢が悪いと、ここにどんどん負担がかかります。あなたの骨盤底筋、悲鳴を上げているのかも!?

特に女性は尿道口、膣、肛門と3つも穴があります。穴が多ければゆるみやすい。おまけに出産で裂けたりしたところが戻りにくく、硬くなっている人もいます。そうなると尿漏れ、痔、ドライな膣といった不快な症状を招きます。

ピラティスは素晴らしい体幹のトレーニングですが、体幹のほかの3つの筋肉に比べて、この部分は使いづらい。胸式呼吸で吐くときに体幹を締めても、骨盤底筋だけ抜けていることが多いんです。一度、ここだけに集中して、動かせるか確かめてみましょう。

骨盤底筋群

坐骨、尾骨、恥骨の間にある筋肉の群。女性にとって重要な、直腸、子宮、膀胱を支えている。

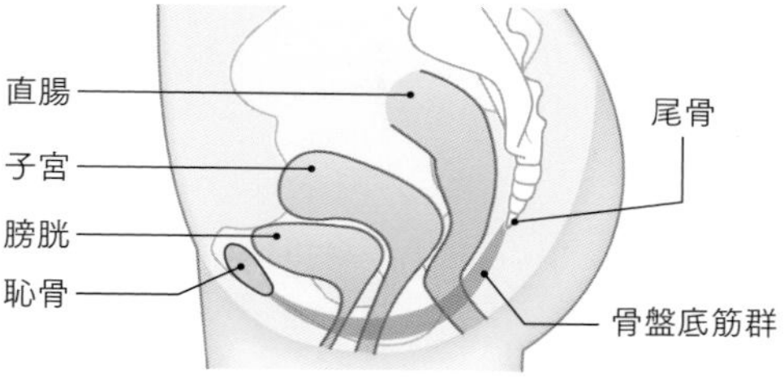
直腸
子宮
膀胱
恥骨
尾骨
骨盤底筋群

骨盤底筋スイッチオン

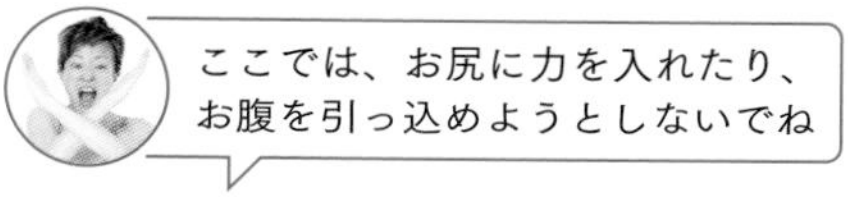
ここでは、お尻に力を入れたり、
お腹を引っ込めようとしないでね

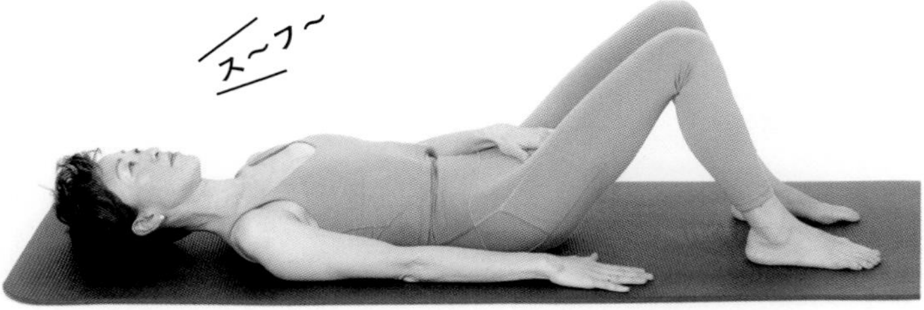
スーフ~

動画はコチラ！
「大人ピラティス
基本レッスン」
（P26-52）

❶ 床に寝て足を骨盤より少し広めに開き、会陰の上に手を置く。
❷ 息を吸ってリラックスしながら骨盤底筋をゆるませる。
❸ 息を吐きながら尿をキュッと止めるように骨盤底筋を締める（8秒ぐらいずつ）。
❹ 繰り返して、会陰のあたりが固くなったと感じたらOK。

会陰の位置

会陰は、膣と肛門の間。さまざまな大切な筋肉が交差する場所。

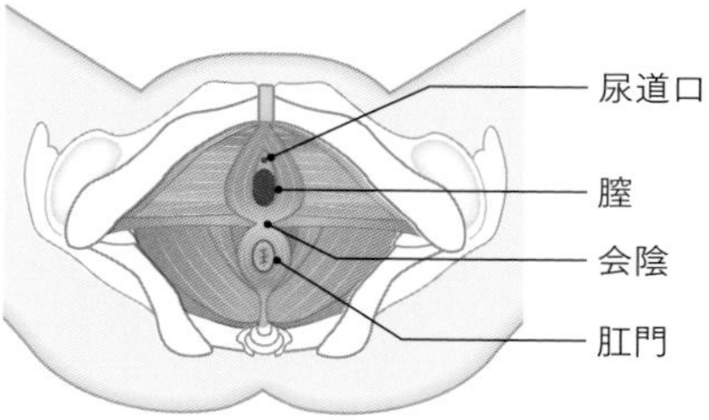
尿道口
膣
会陰
肛門

ポイント6

「立ち方・座り方・歩き方」

日常動作による歪みが痛みの原因。骨格のアライメント（配列）を整える

ピラティスをするときも、日常の動作の中でも、きちんとした立ち方、座り方がとても大事です。単に歩くにしたって、立ち方がおかしいと足にかかる衝撃を吸収できず、それを膝に伝え、股関節に伝え、腰に伝え……と全身に負担がかかります。

このように、腰の痛みも股関節痛も膝の痛みも、日常的な姿勢や動作の癖からくる歪みが原因。おかげさまで、私はピラティスを始めて自分の癖に気づくことができました。そして普段の立ち方、座り方、歩き方を変えるようにしました。すると歪みが取れて、不調が消え、おまけに脚や膝の形もすっかり変わりました。

40歳を過ぎると普段の行いが体にダイレクトに出てきます。骨盤をしっかり立てて、股関節、膝、足首をスムーズに連携させていきましょう。ケガのない、いつまでも動ける足腰を作って、これからも楽しいことをいっぱい体験してくださいね。

ニュートラルな立ち方

動画はコチラ！
「大人ピラティス
基本レッスン」
（P26-52）

1. 足は骨盤の幅に広げ、かかとから爪先まで正面を向く。
2. 膝の向きも正面。
3. 足は根を生やすように床につける。
4. 骨盤の上に体重をのせ、最後に頭をのせていく。

＊横向きはP27をチェック。

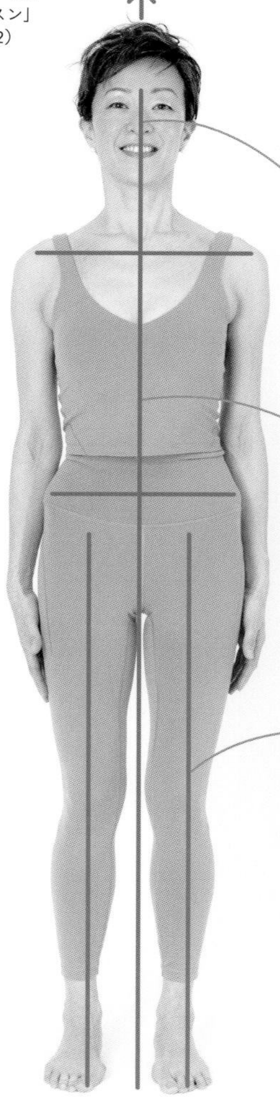

Point 1

頭は天井からひもで吊るされているイメージ

Point 2

眉間から、のど、胸の谷間、おへそ、恥骨、足の間まで一直線

Point 3

股関節から、膝の向き、足の向きが前に一直線

NG ✕

X脚

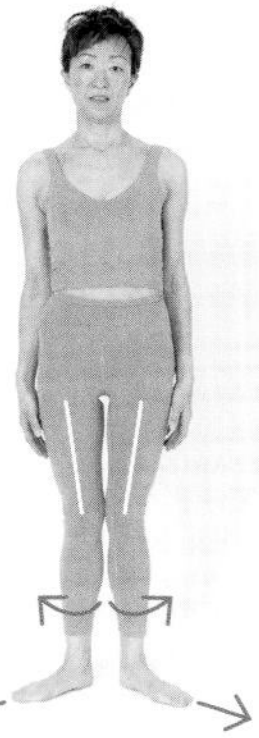

脚全体が外側に湾曲している。

O脚

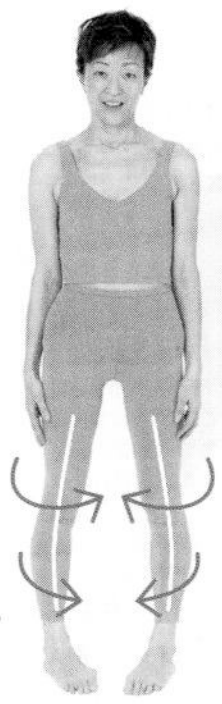

膝が内側に入っている。

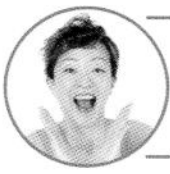

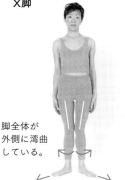

膝や足の向きがねじれていないかチェックしてね！

ニュートラルな座り方

動画はコチラ！
「大人ピラティス
基本レッスン」
（P26-52）

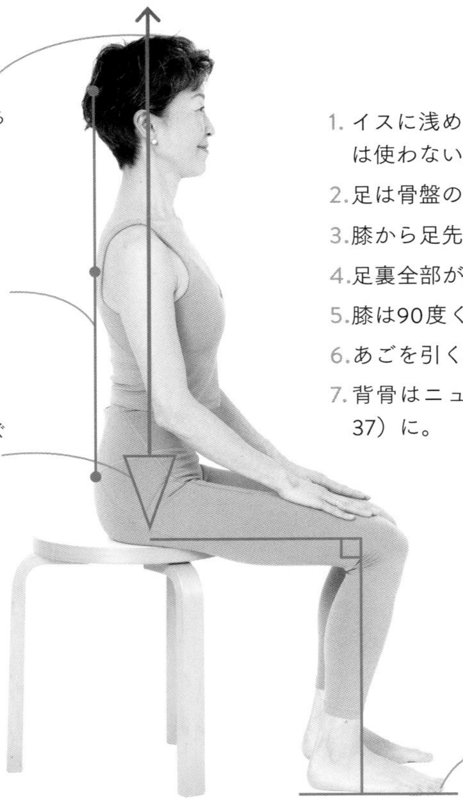
Side
頭はひもで
吊るされている
ように
頭、背中上部、
お尻が一直線
坐骨がまっすぐ
刺さるように
骨盤を立てる
かかとから
指先まで
地面につける

1. イスに浅めに座る（背もたれは使わない）。
2. 足は骨盤の幅に開く。
3. 膝から足先まで正面。
4. 足裏全部が床につくように。
5. 膝は90度くらい。
6. あごを引く。目線は正面。
7. 背骨はニュートラル（P27、37）に。

頭の重みがまっすぐ
お尻にかかるので
腰に負担がないよ！

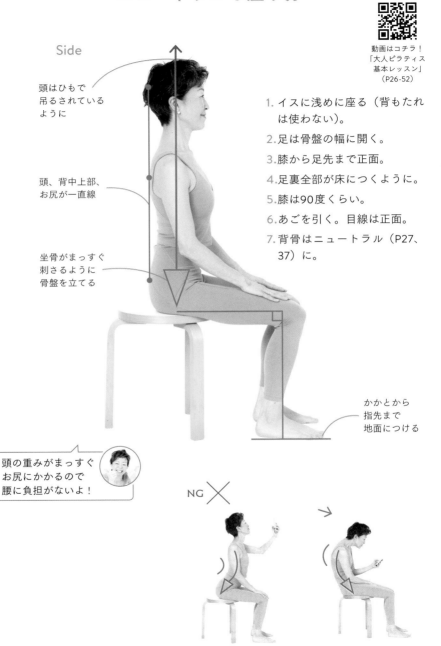

NG ×

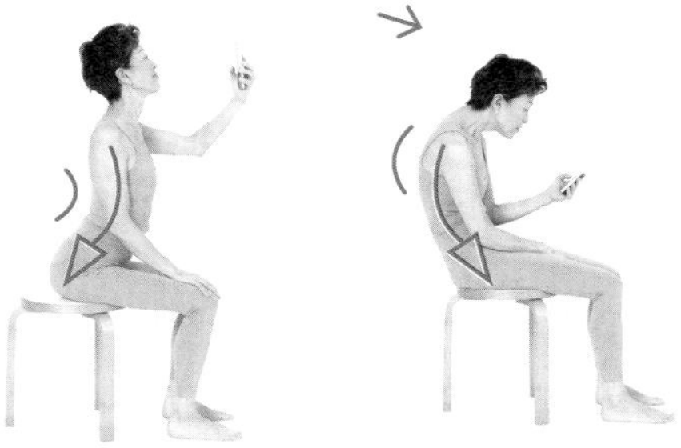

反り腰。骨盤が前傾。　　猫背。骨盤が後傾。

Front

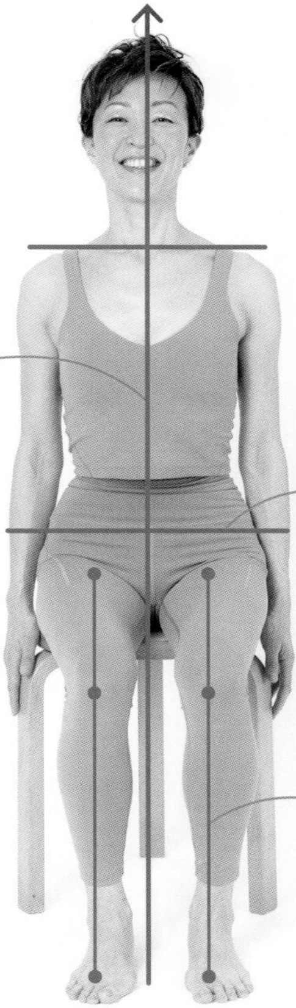

眉間からのど、
胸の谷間、おへそ、
恥骨、足の間が
一直線

左右の骨盤の
高さが同じ

股関節から膝、
膝から足先までが
一直線

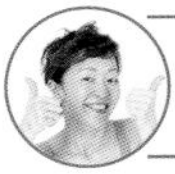

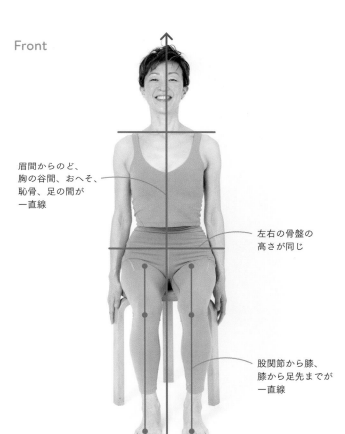

これができると腰痛・
股関節痛・膝痛が軽減するよ！

NG ×

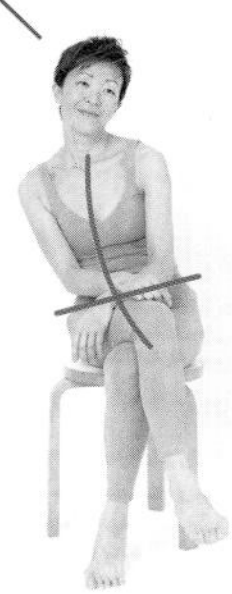

体の軸がずれるので足を
組んで座るのはNG。

ニュートラルな歩き方

動画はコチラ！
「大人ピラティス
基本レッスン」
（P26-52）

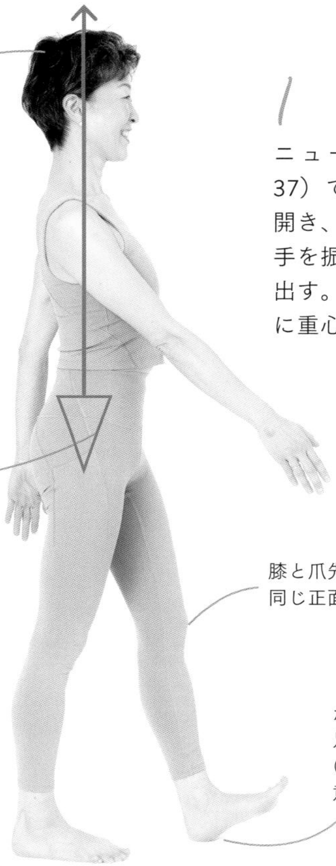

頭はひもで
吊るされている
ように
骨盤は
まっすぐ安定
膝と爪先の向きは
同じ正面
かかとから着地し
足裏全部を使う
（小指から親指まで
意識するように）。

1

ニュートラルな姿勢（P27、37）で立つ。足は骨盤の幅に開き、あごを引き、目線は前。手を振り、股関節から脚を振り出す。かかとから着地し、爪先に重心を移す。

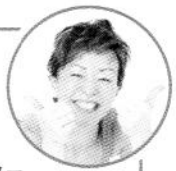

足裏が着地の重みを吸収して体圧が分散されるから、膝や腰に負担がかからない！

NG ×

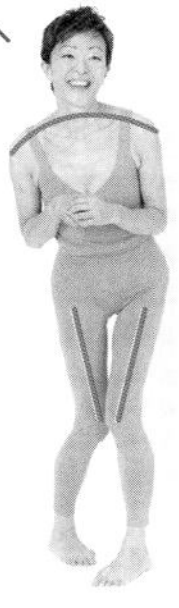

内股歩き。背中が丸い。股関節・膝・足首がねじれている。

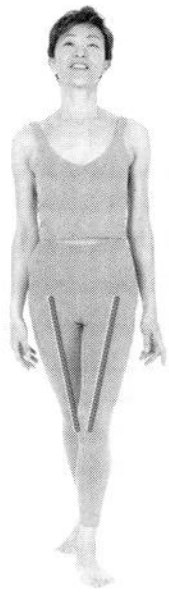

爪先が外向きのモデル歩き。反り腰・膝の歪みの原因。

2

ニュートラルな姿勢で手を振りながら、足にかかる体重は常に後ろから前になるように移動する。

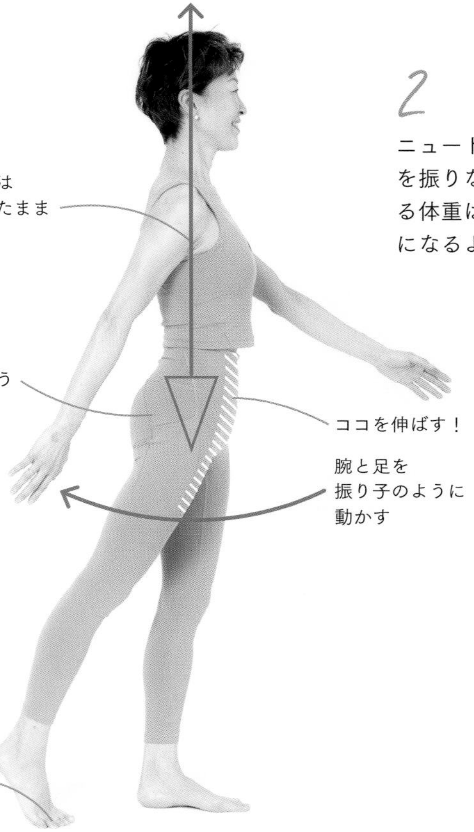
肩と骨盤は
安定させたまま
お尻を使う
ココを伸ばす！
腕と足を
振り子のように
動かす
足指の先で
蹴り出す

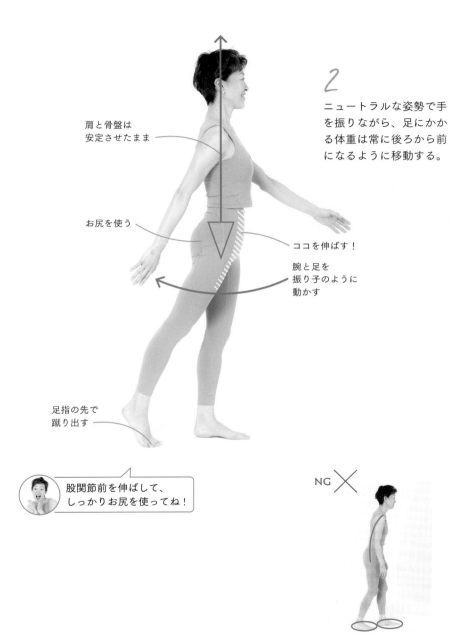

股関節前を伸ばして、
しっかりお尻を使ってね！

NG

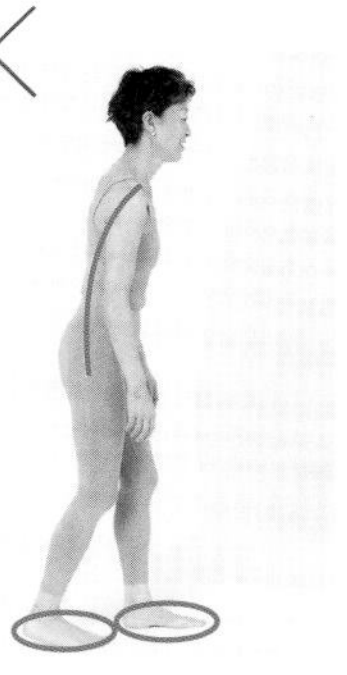

足の引きずり歩き。腰が曲がっている。足裏を使っていない。

ポイント7

「呼吸＋体幹運動」

呼吸＋地味な動きだけで
体幹をエクササイズ！

ニュートラルな背骨を意識して立つ、座る、横になる。そこに胸式呼吸を加える。それだけでかなり体幹を使っています。さらに、全身のいろいろな動きを加えて負荷を上げたり、使う筋肉を増やしたものがピラティスのエクササイズです。

よく「呼吸と動きがバラバラになってしまう」と気にする方がいますが、「大変だ、キツイ」と思うときには、息を吐くだけでいいんです。たとえば、片足を上げるとグラグラしませんか？　そこで吐く。なぜなら、体幹を使って体をサポートしたいから。まずは、シンプルな動作で呼吸と動きの連動を練習してみましょう。

最初は「難しい」と感じることもあるかもしれませんが、そんなときは呼吸は呼吸、動きは動きと別々にやっても構いません。吸うのと吐くのが逆になってもいい。

1日1回でも続けていると、だんだん無意識にできるようになりますから。

片足立ち

動画はコチラ！
「大人ピラティス
基本レッスン」
（P26-52）

家事の間や信号待ちしながらできるピラティス。
人目が気になるときやあまりにグラグラするときは
2までにし、そこで息を吐いてもいい

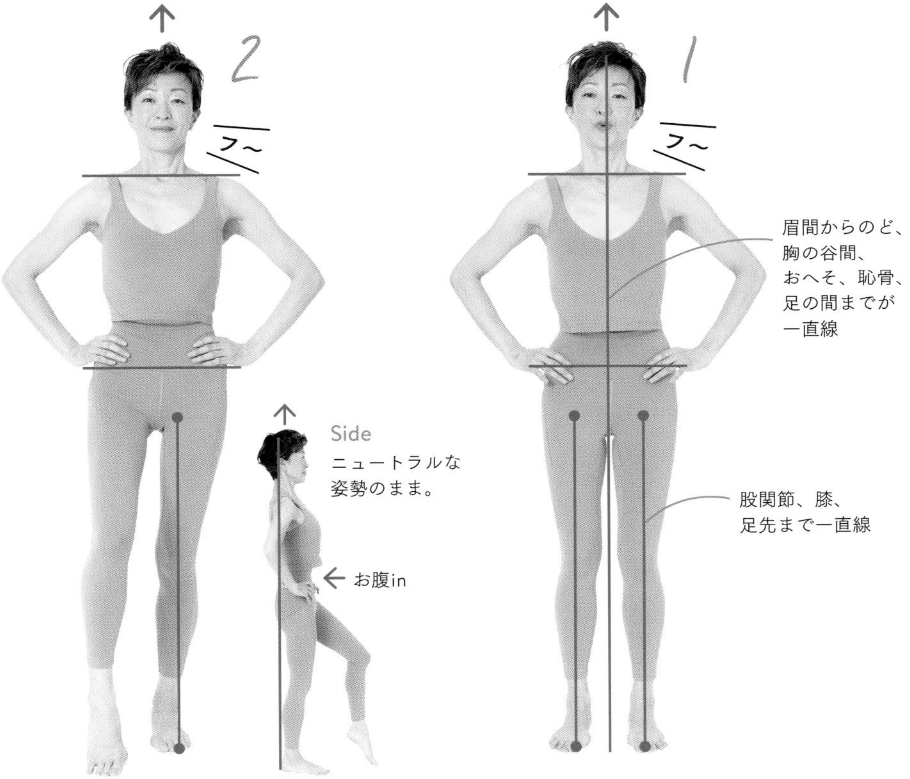
2
フ～
1
フ～
眉間からのど、
胸の谷間、
おへそ、恥骨、
足の間までが
一直線
Side
ニュートラルな
姿勢のまま。
お腹in
股関節、膝、
足先まで一直線

片足を少し前に出し、爪先は床につけてかかとを上げる。少しずつ後ろの脚に重心を移す。

ニュートラルな姿勢で立つ（P27、37）。腰骨に手を当てる。呼吸しながら体の中心軸を確認。

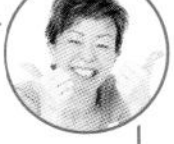

最初はかかとを上げるところまででもOK。
慣れたら1cmだけ上げてみて！

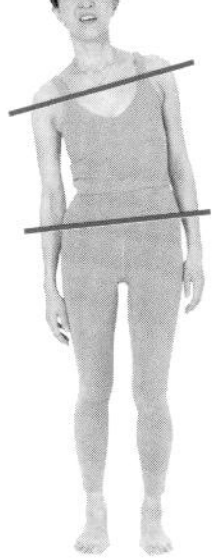

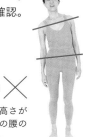

NG

左右の肩の高さが違う。左右の腰の高さが違う。

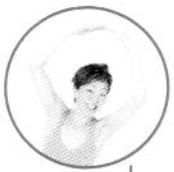

体の柱にお腹・背中・
サイドの筋肉が絡み合うイメージ。
グラグラせず、ピタッと止まれるよ

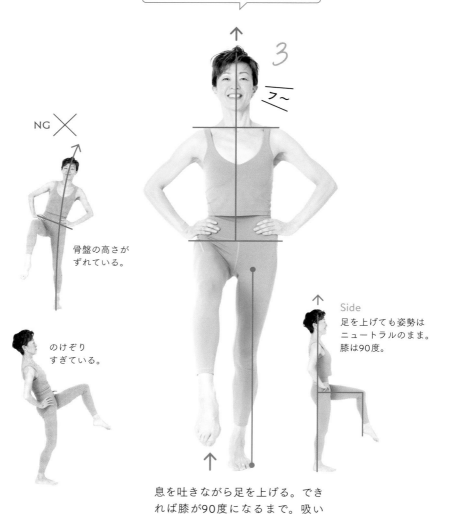

3

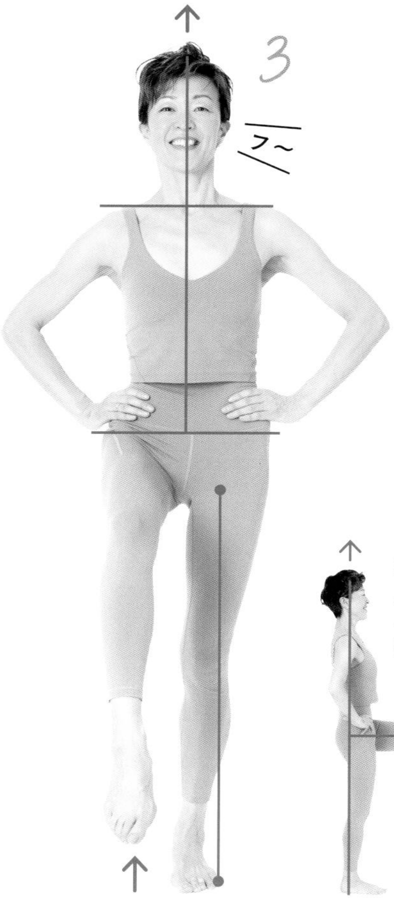

NG

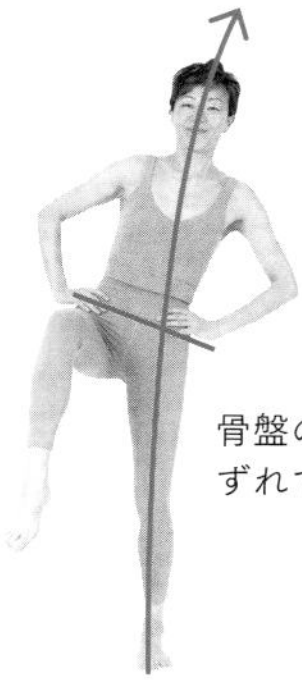

骨盤の高さが
ずれている。

のけぞり
すぎている。

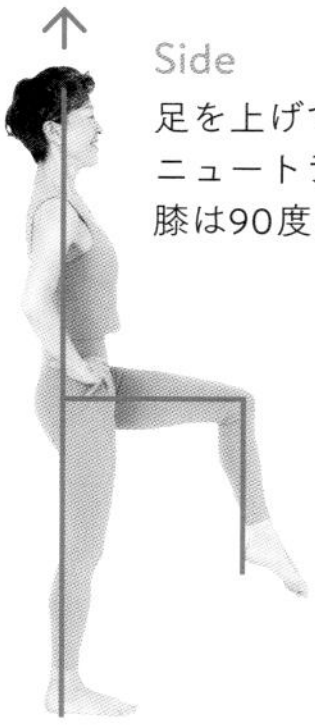

Side
足を上げても姿勢は
ニュートラルのまま。
膝は90度。

息を吐きながら足を上げる。できれば膝が90度になるまで。吸いながら2に戻す。2→3を8～10回目標。反対の足も同様に。

動画はコチラ！
「大人ピラティス
基本レッスン」
（P26-52）

クアドロペット

背骨をニュートラルに保って四つん這いになる。
これだけでとてもよいエクササイズ。
さらに動きを加えるとキツイ。そこで息を吐く

1

床に手足をつく。腕は肩幅に開いて床に手を置く。足は骨盤の幅に開いて床に膝をつく。頭・背中上部・お尻はニュートラルに（P27、37）。目線は下。あごを引く。息を吐きながら、骨盤底筋から、お腹、肋骨下部までを締める（P29）。

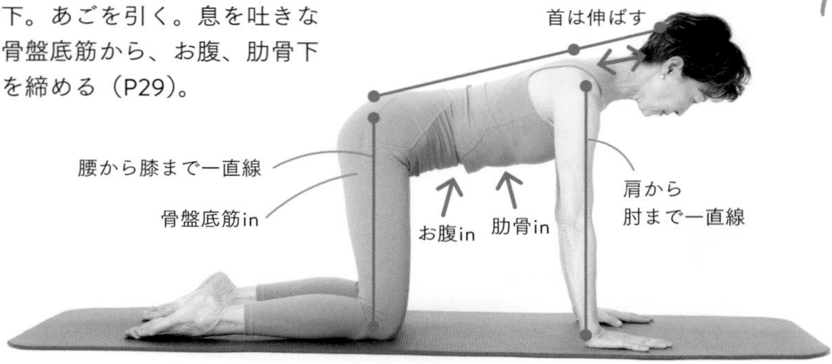
首は伸ばす
腰から膝まで一直線
骨盤底筋in
お腹in
肋骨in
肩から
肘まで一直線

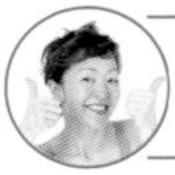

体幹のコルセットを巻くイメージをしてね！

2

息を吐きながら片脚を伸ばしお尻の高さまで上げる。吸いながら脚を戻す。反対側も同様に左右 8 〜10回目標。

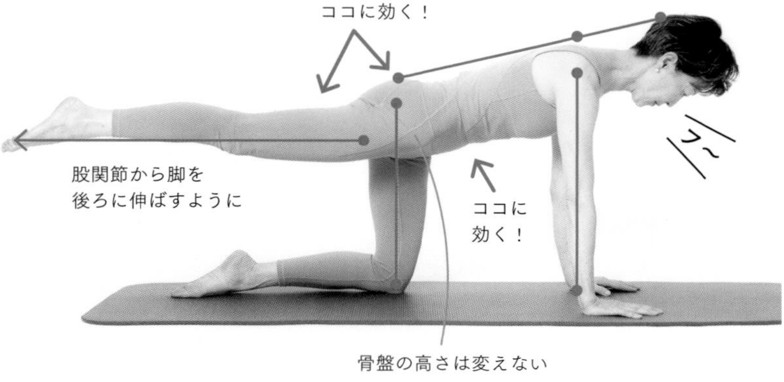
ココに効く！
フ〜
股関節から脚を
後ろに伸ばすように
ココに
効く！
骨盤の高さは変えない

3

息を吐きながら腕と、反対側の脚を上げる。吸いながら腕と脚を戻す。反対側も同様に左右８～10回目標。

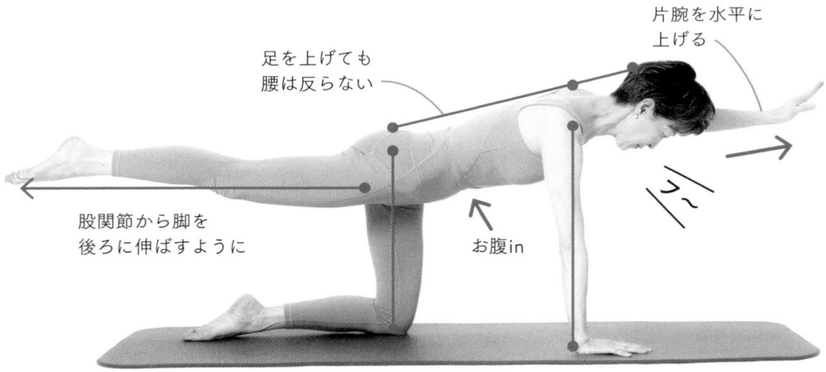
片腕を水平に
上げる
足を上げても
腰は反らない
股関節から脚を
後ろに伸ばすように
お腹in

腕も脚も上げられるところまで。
大切なのは体幹を使うこと！

NG ×

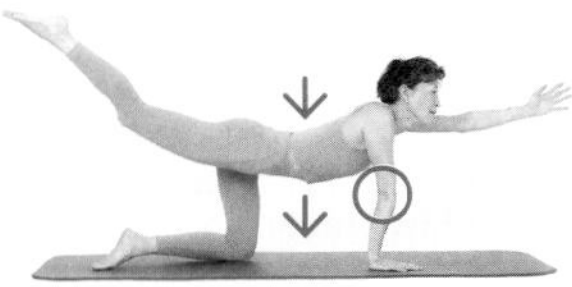

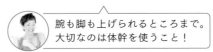

肘がロック（P52）。首が縮んでいる。
腰が反っている。

ポイント8

「背骨を動かす」

一つひとつの骨を
波打つように動かす

こんなにたくさん骨ってあるの？　こんなところにも筋肉があるの？　ピラティスをすると自分の体について発見の連続。そうやって普段動かしていないところを脳みそとつなげながら動かしていくのがピラティスの特徴です。

たとえばクアドロペット（Ｐ45）から腰や背中を上げ下げするキャットアンドカウ（Ｐ48）。やったことある人、いますよね。でも、首や背中の骨がちゃんと動いているか意識したこと、ありますか？　必死で大きく上げたり下げたりすることに一生懸命になっていませんでしたか？　だとしたらもったいない！

動かすのは少しでいいんです。そのかわりカタカタカタ……コロコロ……と骨を1個ずつ動かしてみる。背骨をよいカーブに正して自律神経を安定させるためにも、全体を動かしてほぐしていく。

背骨以外も同じです。どの動きでも、しなやかに安全に、骨と筋肉の使い方を知ってくださいね。

キャットアンドカウ

背骨の数は24個。丁寧に動かしてほぐしていくと
詰まりが取れます。そこを通る自律神経も
整ってくるので、お休み前にもおすすめです

動画はコチラ！
「大人ピラティス
基本レッスン」
（P26-52）

クアドロペット（P45）の1の姿勢で、ゆったり呼吸しながら床に手と膝をつく。

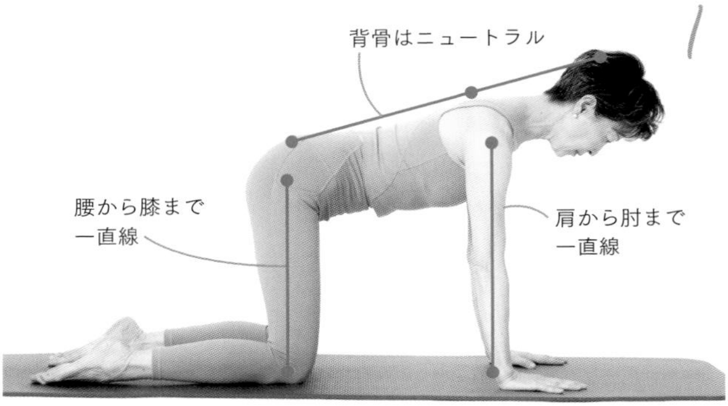
1
背骨はニュートラル
腰から膝まで
一直線
肩から肘まで
一直線

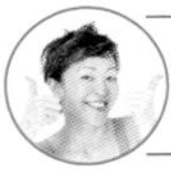

腕の中にストローがあるとイメージして、つぶさないように！

息を吐きながら背骨を1個ずつ動かしていく。まずは尾骨だけ下げる。腰椎が伸びてくる。

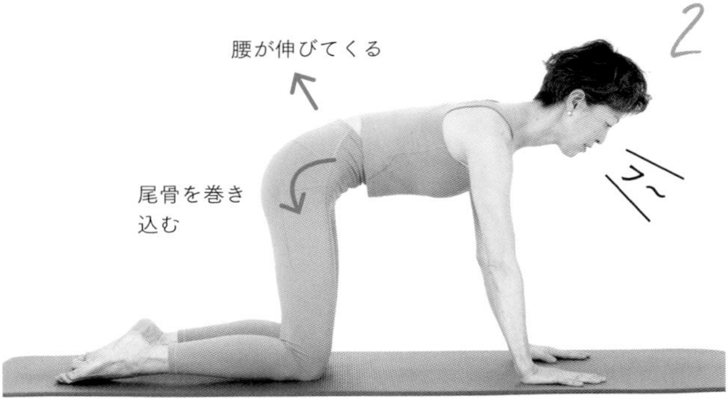
2
腰が伸びてくる
尾骨を巻き
込む
フ〜

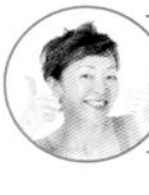

おさるさんのしっぽを
内側に巻くようなイメージでね！

息を吐きながら背骨は胸椎まで動いて頭が下がる。骨盤もさらに内側に寄せる。目線はお腹。

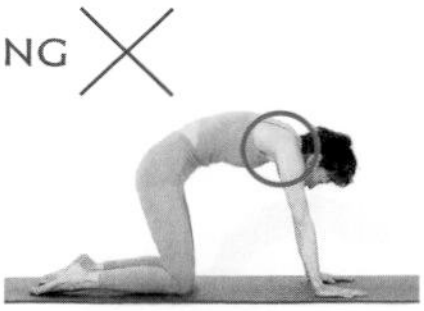
NG

首が縮こまっている。猫背をひどくしているだけで腰は伸びていないかも。

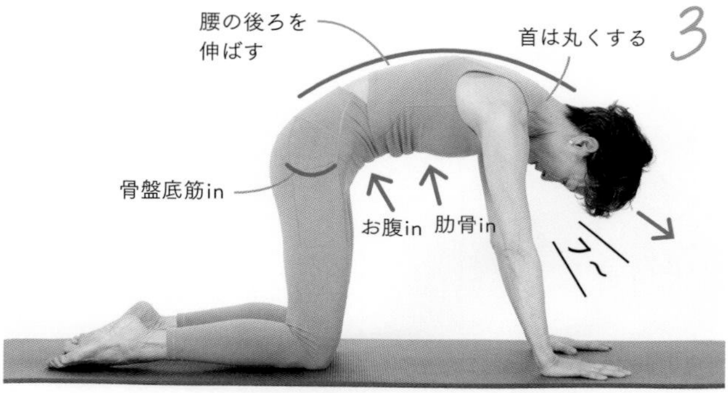
3
腰の後ろを
伸ばす
首は丸くする
骨盤底筋in
お腹in
肋骨in
フ〜

息を吸いながら首は丸くしたままで、骨盤を反っていく。

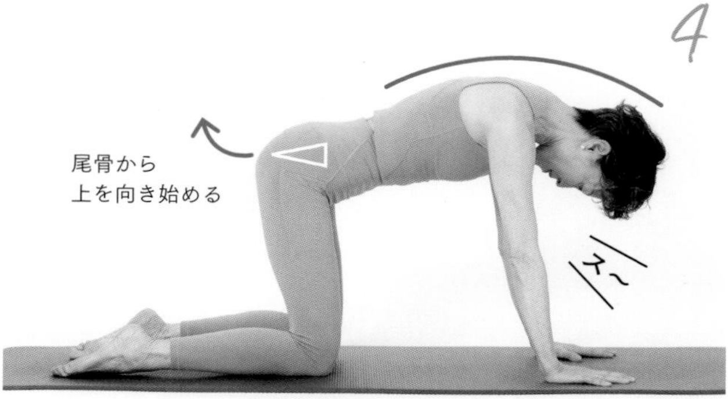
4
尾骨から
上を向き始める
ス〜

ヘビのようにくねくねと
背骨に動きを伝えていくよ！

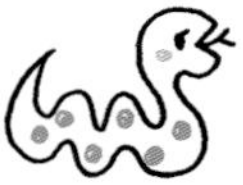

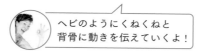

息を吸いながら動きが胸椎に移り頭が上がる。この後2→5の動きを繰り返す。10回目標。

5

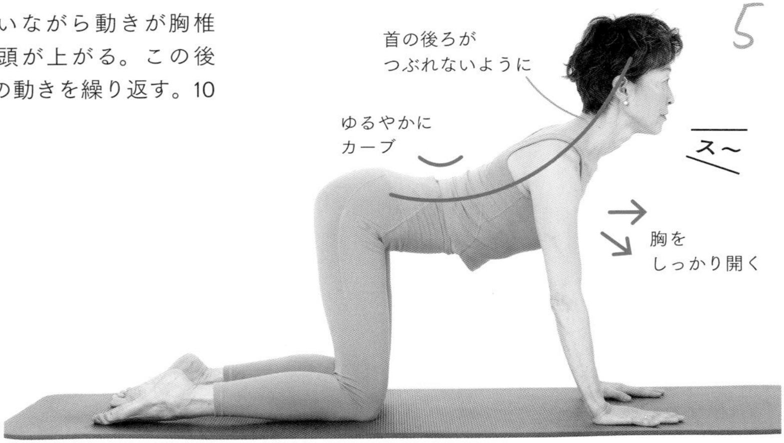
首の後ろが
つぶれないように
ゆるやかに
カーブ
ス～
胸を
しっかり開く

NG ×

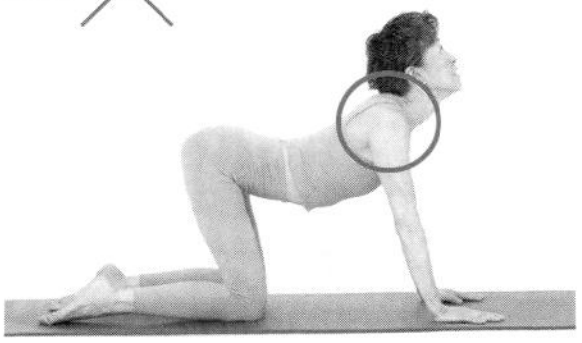

腰と首が反りすぎで、胸を開けていない。お腹を突き出しているだけ。

動画はコチラ！
「大人ピラティス
基本レッスン」
（P26-52）

ありがちNG

みんなが必ずと言っていいほど間違えてしまうNG例を紹介。
エクササイズの効果が出るかどうかは、実はここで差がつくの。
大切なのは、体幹を使って、負荷を分散すること。
何度も繰り返してこの違いを習得しましょう！

NG ×

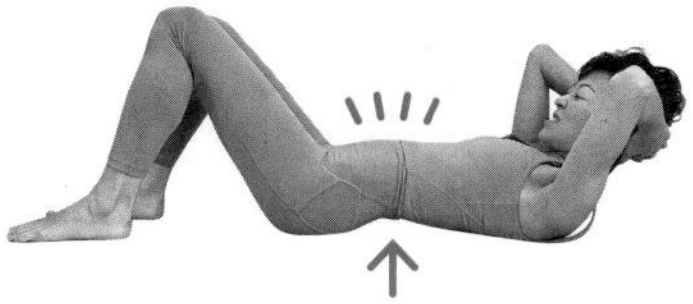

OK ○

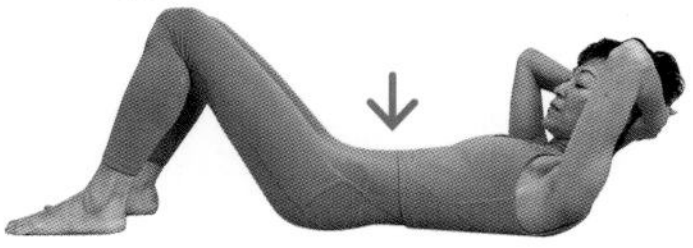

「お腹が抜けている」 CASE 1

腹筋トレで頭を上げようとするとき（P76）、体幹（腹横筋／P32）を使えていないと、腹圧が内部から外にかかり、お腹の中心がボコッと出て反り腰になる（写真上）。腹筋してもお腹が痩せないばかりか、腰を痛めたり腹直筋離開（P83）を引き起こす原因に。しっかりおへそを中に仕舞い込むように腹筋をinすることが大切（写真下）。

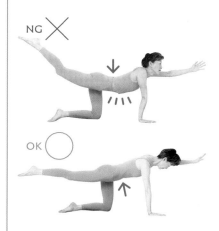

NG ×

OK ○

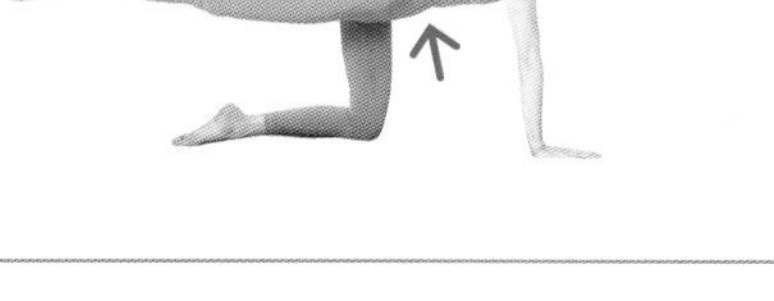

「お腹が抜けている」 CASE 2

背骨をニュートラルに保ち足を動かすクアドロペット（P45）などで、体幹（腹横筋）を使えていないために腰が反っている状態（写真上）。お腹が抜けると腰を反らせて足を上げてしまうため、腰への負担が大きく、お尻やハムストリングスに効かなくなる。おへそを中に仕舞い込むように腹筋をinして足を動かしましょう（写真下）。

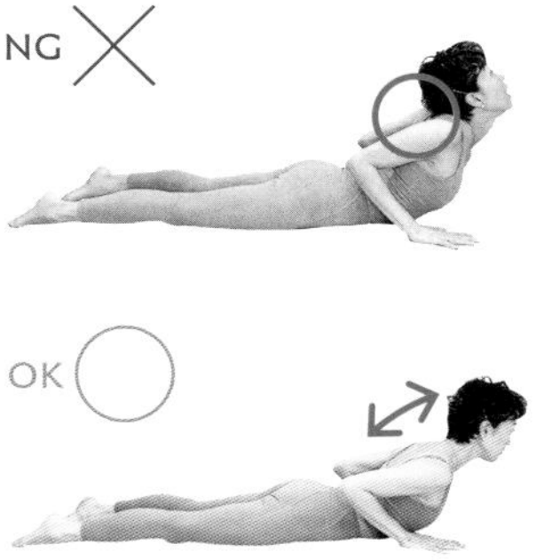

「首がつぶれている」

背筋で胸を反るとき（P88）、背中が硬いと首を反らせてあごを突き上げてしまうことが多い。首の後ろがつぶれ、シワができている状態に（写真上）。これでは背筋を鍛えられず、頸椎に負担がかかり首を痛めてしまう原因にもなる。首の後ろがつぶれないように、頭を前方に伸ばしながら、飛行機が離陸するように上げるのがコツ（写真下）。

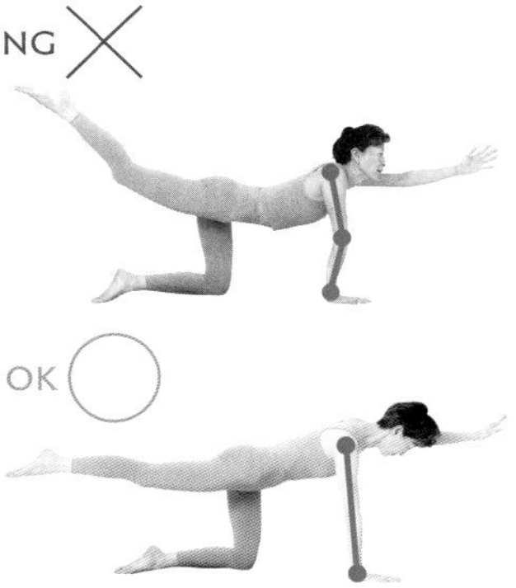

「肘がロック」

クアドロペット（P45）などの自重エクササイズで腕で体を支える際に、肘の内側が中に入りすぎて、肘の関節がガクッとはめ込まれた状態のこと（写真上）。腕の筋肉でうまく体を支えられず、肘関節だけでなく肩関節や手首にも負荷をかける。肘の中心にあるストローをつぶさないようなイメージで、肘まわりの筋肉をまんべんなく使い、肩から肘をまっすぐに（写真下）。

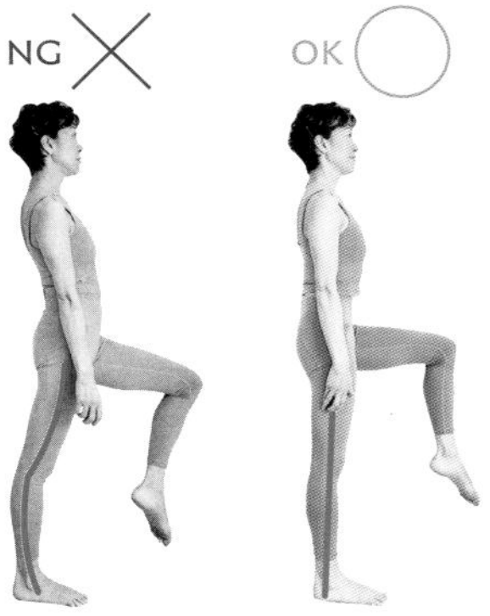

「膝がロック」

片足立ち（P43）などの立つエクササイズのとき、膝を伸ばしすぎ、膝の皿が張りついて膝が反り、過伸展（ハイパーエクステンション）を起こした状態（写真左）。お腹も抜けて反り腰になる。ラクに立てる感覚があるため多くの人がやりがち。半月板などの組織に負荷を与えるので注意。関節のスペースを保ちバランスよく筋肉を使って支えよう（写真右）。

Part

3

お悩み別
解消エクササイズ

Exercises to relieve your problems

お悩み1

「腰痛・股関節痛」

詰まりを解消しながら
サポートする筋肉を鍛える

前述のように腰痛や股関節痛は、日常動作による歪みからくることがほとんど。正しい立ち方・座り方・歩き方ができるようになることが大切です（P36）。

そのためにはまず、硬くなっているところをほぐして詰まりを解消し、骨盤や背骨などを正しい位置に戻していくのがおすすめ。同時に、体幹という自前のコルセットを強くしていくことが腰痛解消のカギであり、お尻の筋肉を強くすることが股関節痛解消には重要です。

背骨と骨盤の角度には個人差があり、腰を反るとラクになる人、丸くするとラクになる人がいるので、痛みのない角度を探しながら、背骨は伸ばしてニュートラル（P27、37）に近づけていくことが大切です。

動画はコチラ！
お悩み１_腰痛
・股関節痛
（P54-69）

＼ 坐骨神経痛の人におすすめ ／

お尻の奥の床ストレッチ

痛みを感じる部分だけでなく、連動している筋肉が
縮こまっている可能性アリ。特に腰痛がある人は
お尻の奥の筋肉をほぐしましょう

1

ニュートラルな姿勢（P27、37）で仰向けになって膝を曲げる。手は体の横につき、足は骨盤の幅に広げる。

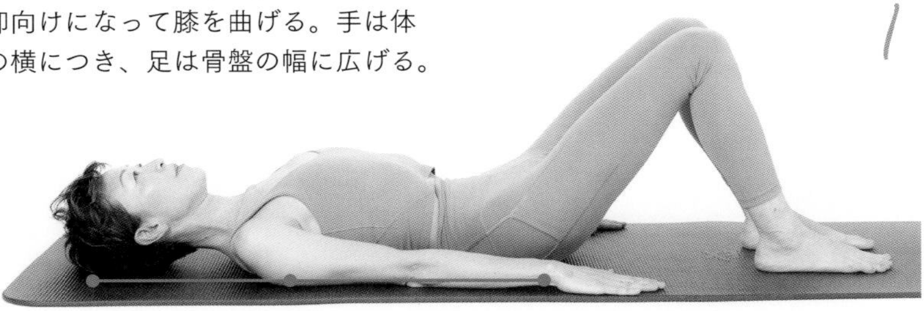

2

片方の足首を反対側の太ももの上に置く。ゆったり呼吸しながら15秒以上。

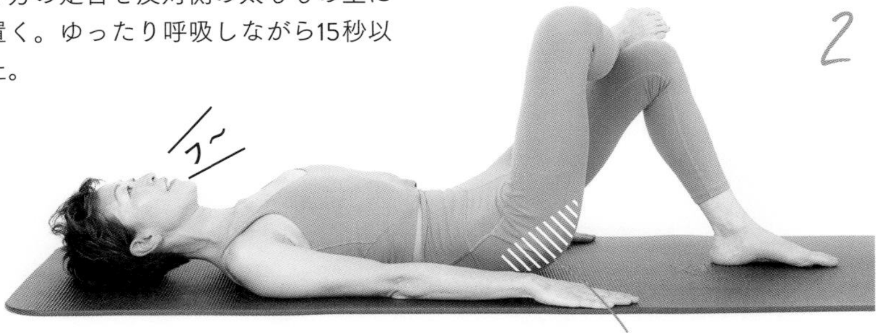
フ〜
ココに効く！

3

両手を脚の中に入れ、床についていた脚を胸の方に引き寄せる。ゆったり呼吸しながら15秒以上。反対側の足でも同様に1→3を行う。

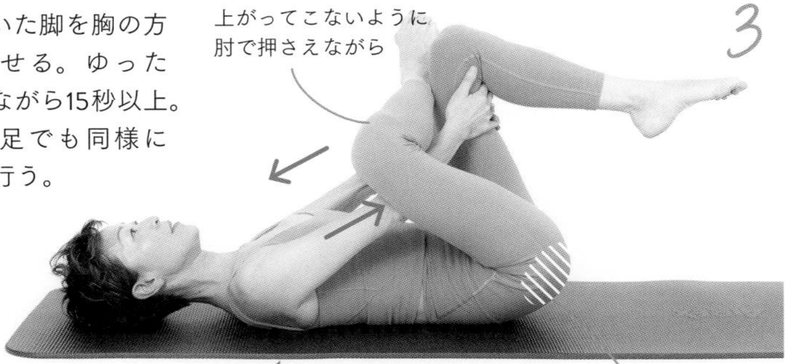
太ももに置いた足が
上がってこないように
肘で押さえながら
ココに効く！

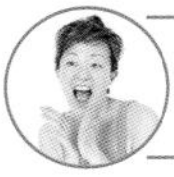

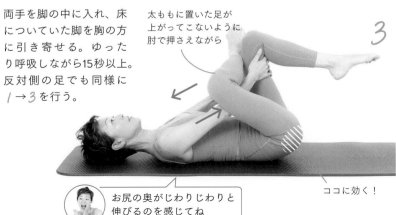

お尻の奥がじわりじわりと
伸びるのを感じてね

＼ 坐骨神経痛の人におすすめ ／

お尻の奥の座位ストレッチ

動画はコチラ！
お悩み１_腰痛
・股関節痛
（P54-69）

P55と同様にお尻の奥の筋肉をほぐすストレッチですが、
床に寝るよりも、イスに座って足を上げるぶん、
少し負荷が上がります

ニュートラルに座る（P38）。
息を吸いながら膝に反対の足を
のせる。手は脛に軽く添える。
ゆったり呼吸しながら15秒以上。

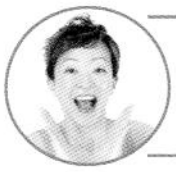

足が上がらない人は無理しない
で床でやってみて（P55）

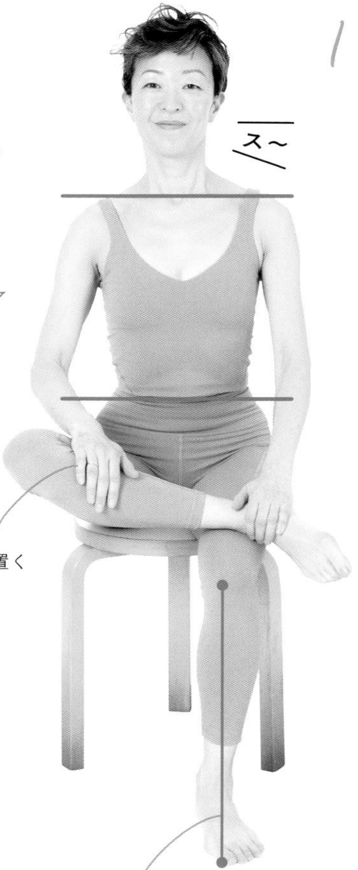
ス〜
手は軽く置く
膝と爪先は
同じ正面

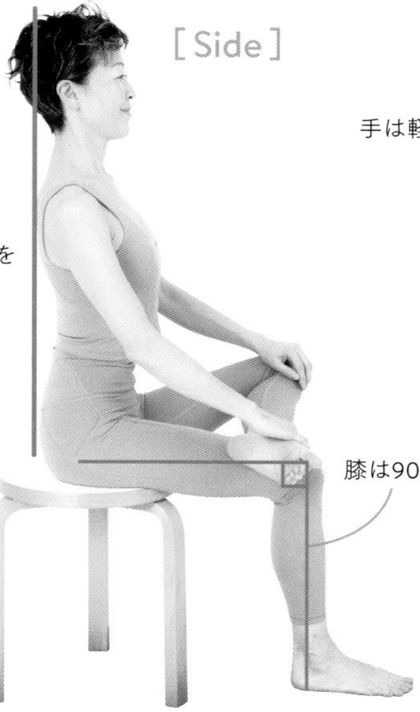
［Side］
ニュートラルを
キープ
膝は90度

2

息を吐きながら上半身を前に倒す。膝が上がってこないように手で脛を押したまま。ゆったり呼吸しながら15秒以上。反対側の足でも同様に1→2を行う。

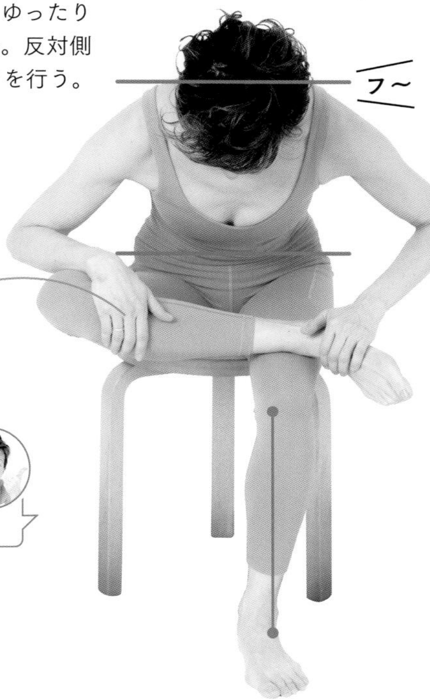
フ~
腕の重みをのせる

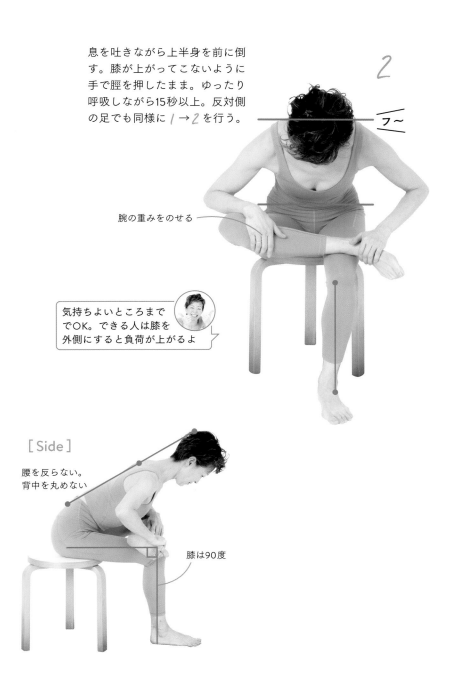

気持ちよいところまででOK。できる人は膝を外側にすると負荷が上がるよ

[Side]

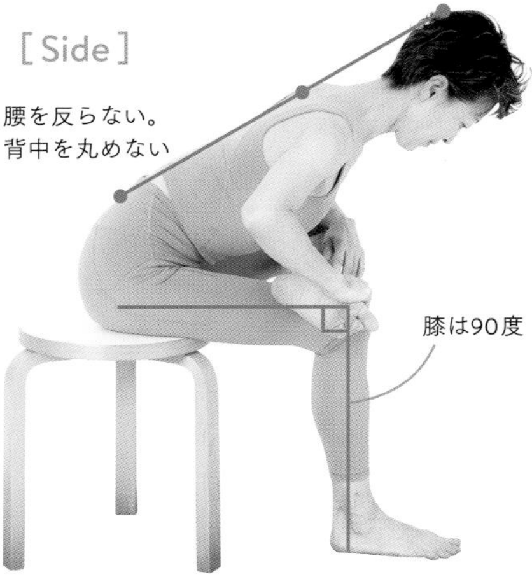
腰を反らない。
背中を丸めない
膝は90度

＼腰痛＋肩こりにおすすめ／

背中から腰の床ストレッチ

動画はコチラ！
お悩み１_腰痛
・股関節痛
（P54-69）

腰と背中、腕の筋肉まで伸ばされるので、
腰痛はもちろん、肩こりにも効く！
ひねりを加えることで脇から脇の横まで伸ばせます

1

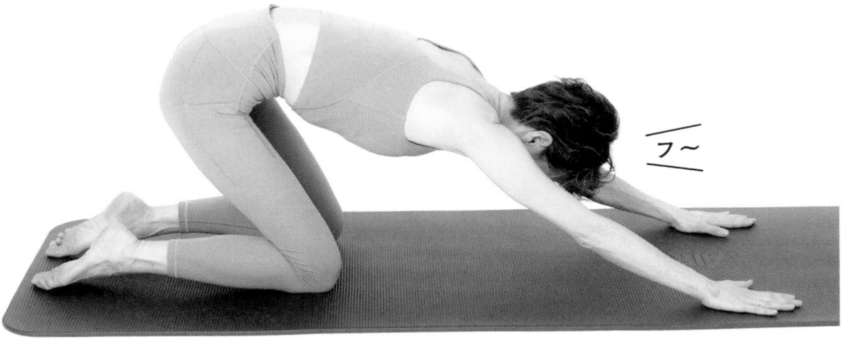

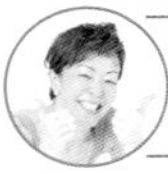

力を抜いて背中と腰を伸ばしてね。
とっても気持ちいい！

クアドロペット（P45）の1から手を前に出し、息を吐きながらお尻を後ろに持っていく。ゆったり呼吸しながら15秒以上。

2

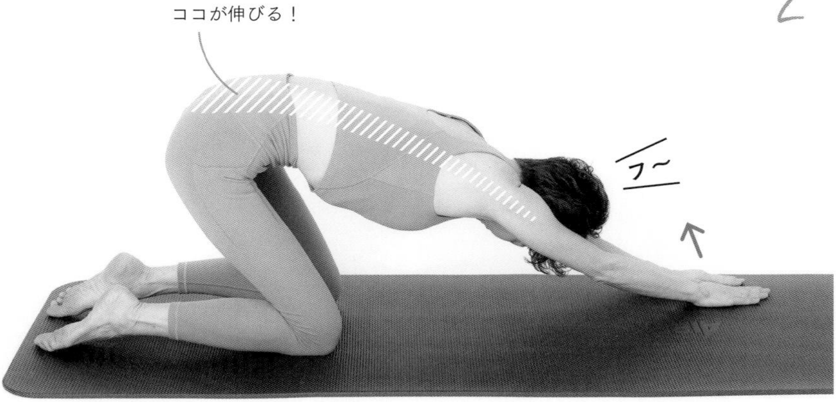

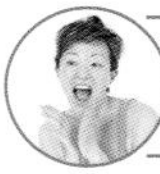

背中の外側も広範囲に伸ばせるよ！

片手を斜め45度にさらに伸ばし、もう片方の手も近づける。ゆったり呼吸しながら15秒以上。

3

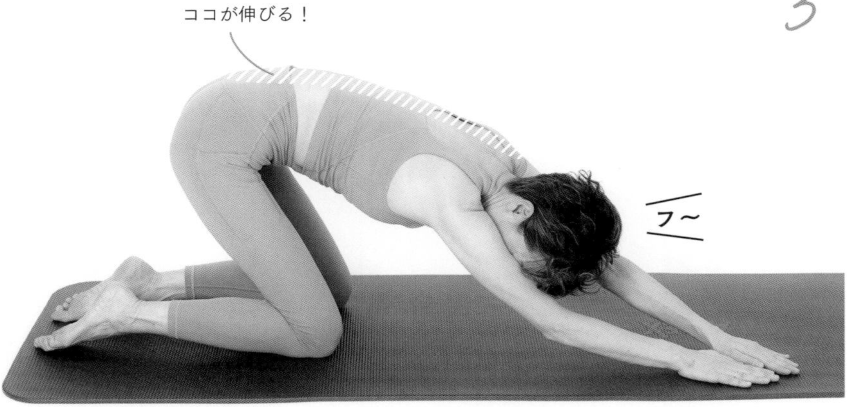

反対側も同様に。ゆったり呼吸しながら15秒以上。

＼ 腰のお悩みタイプ別に使い分けて ／

背中から腰のイスストレッチ

動画はコチラ！
お悩み１_腰痛
・股関節痛
（P54-69）

P58のストレッチはイスを使ってもできます。
反り腰さん、猫背さん、スウェイバックさん（P27）、
それぞれのタイプ別に、背骨をよく伸ばしましょう

1

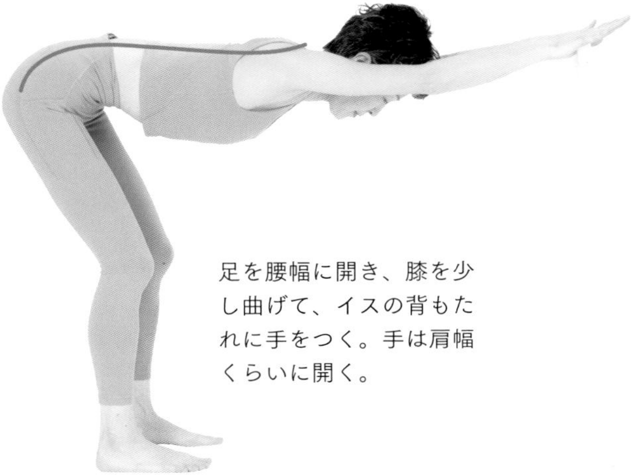

足を腰幅に開き、膝を少し曲げて、イスの背もたれに手をつく。手は肩幅くらいに開く。

2

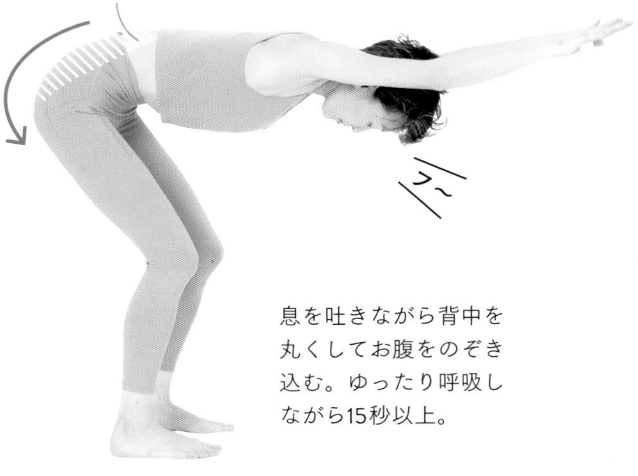

息を吐きながら背中を丸くしてお腹をのぞき込む。ゆったり呼吸しながら15秒以上。

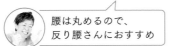

腰は丸めるので、
反り腰さんにおすすめ

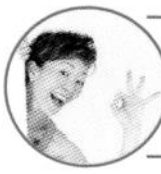

腰を丸めて肩も伸ばすから、反り腰さん、猫背さんにもおすすめ

3

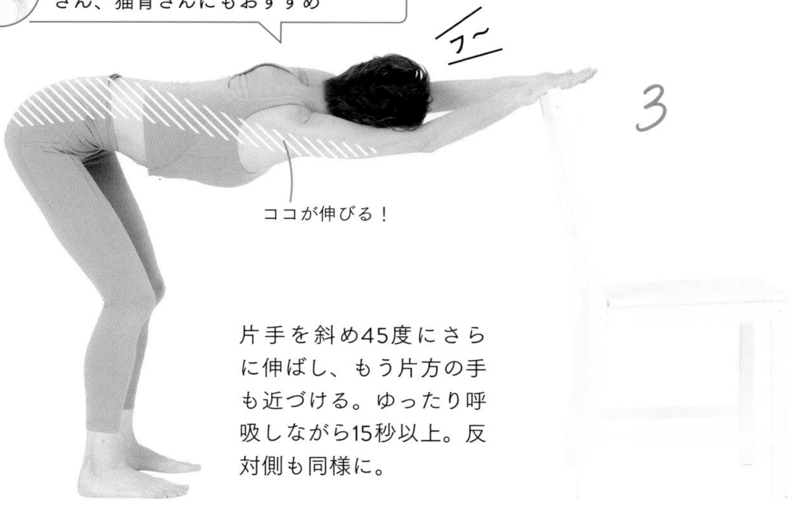

片手を斜め45度にさらに伸ばし、もう片方の手も近づける。ゆったり呼吸しながら15秒以上。反対側も同様に。

4

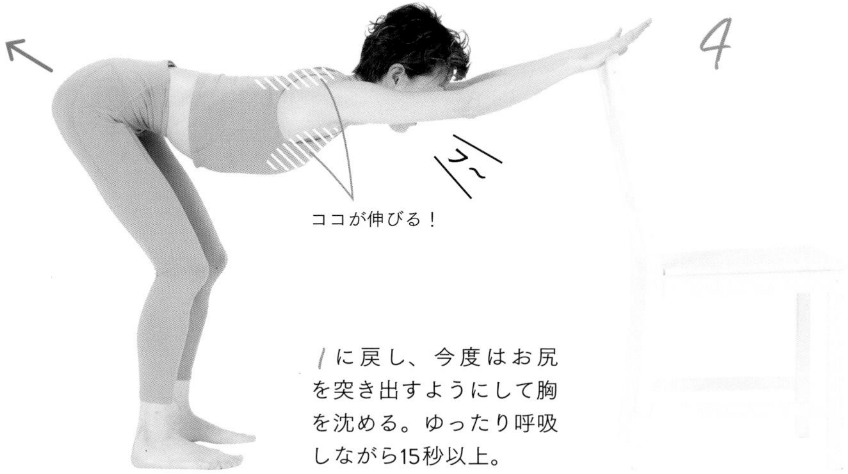

1に戻し、今度はお尻を突き出すようにして胸を沈める。ゆったり呼吸しながら15秒以上。

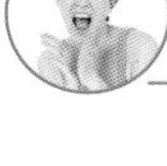

腰は反らせるのでスウェイバックさんに。肩と胸にも効くから猫背さんにも！

＼ 膝裏が痛い人・足裏が張る人におすすめ ／

ハムストリングスの座位ストレッチ

動画はコチラ！
お悩み1_腰痛
・股関節痛
（P54-69）

お尻から太もも裏が硬いと、膝痛・腰痛になりやすいんです。
じんわり、じっくりと伸ばしていきましょう。
足裏にも効きます

1

坐骨を床につけ骨盤を立てて座る。足を腰幅に開き、膝を曲げて太ももをお腹に引き寄せるようにして背筋を伸ばす。手は脛に置く。視線は正面。

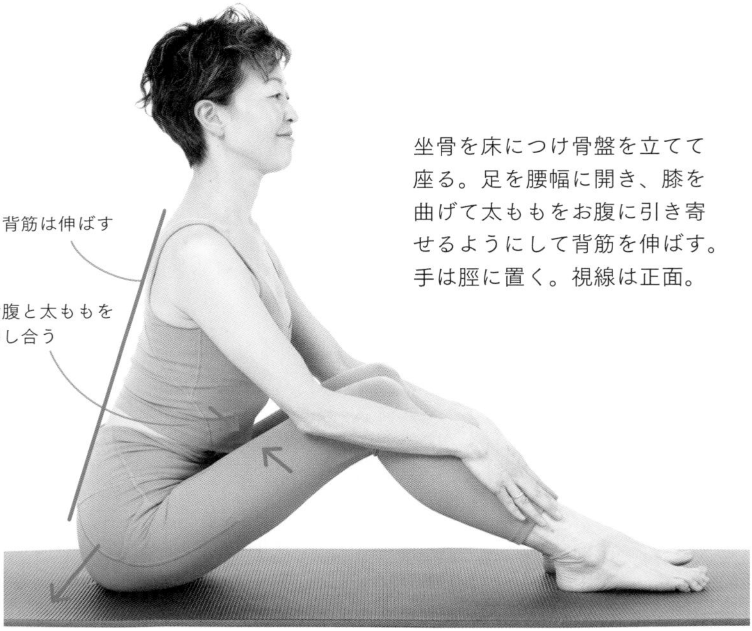

背筋は伸ばす

お腹と太ももを
押し合う

骨盤を後ろに
突き出す
ように

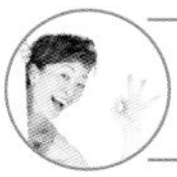

1 で背筋をしっかり伸ばしてから
2 で足を伸ばすと効くよ！

2

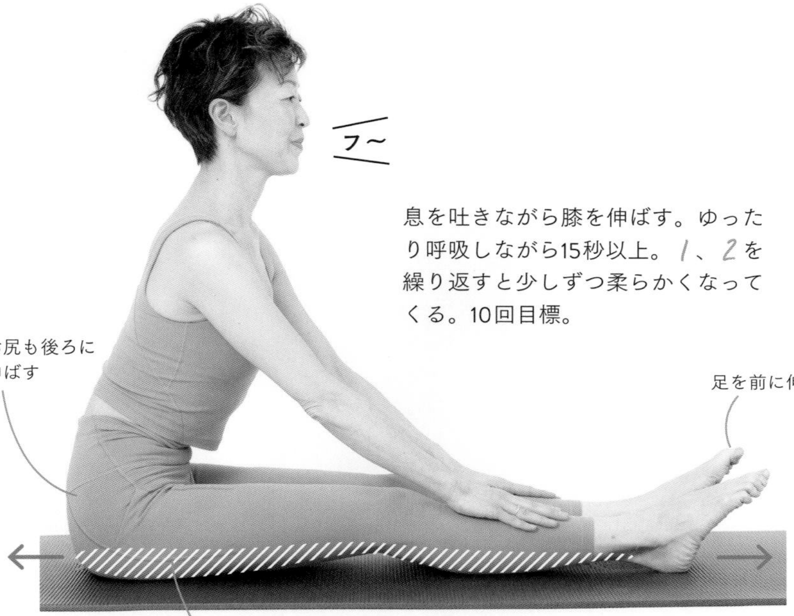
フ〜
お尻も後ろに伸ばす
足を前に伸ばす
ココが伸びる！

息を吐きながら膝を伸ばす。ゆったり呼吸しながら15秒以上。1、2を繰り返すと少しずつ柔らかくなってくる。10回目標。

Challenge

できる人は足首を曲げ、爪先を持つとさらに伸びる。ゆったり呼吸しながら15秒以上。

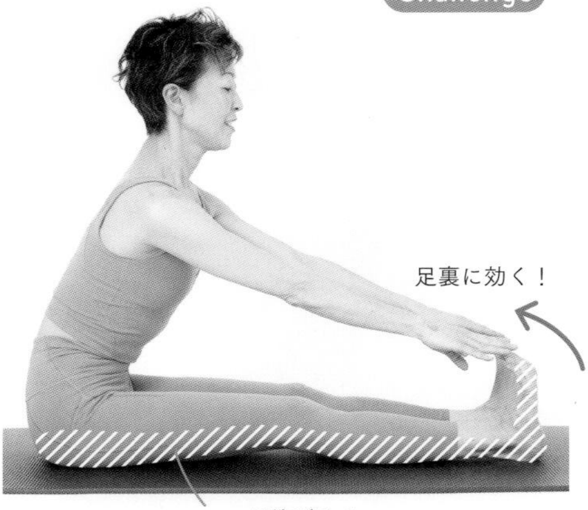
足裏に効く！
ココが伸びる！

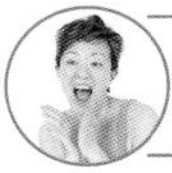

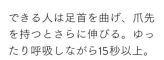

膝裏が痛い人や足裏が張る人に特におすすめ！

\ 座っていることが多い人におすすめ /

ハムストリングスの立位ストレッチ

動画はコチラ！
お悩み１_腰痛・股関節痛
（P54-69）

お尻から太もも裏のストレッチを立ってやると
少し負荷がアップ。そのぶん効果は上がります。
重力をうまく活用するとやりやすい

1

足を腰幅に開き、膝を曲げてお腹を太ももにつける。背中はまっすぐ。手は床に置く。

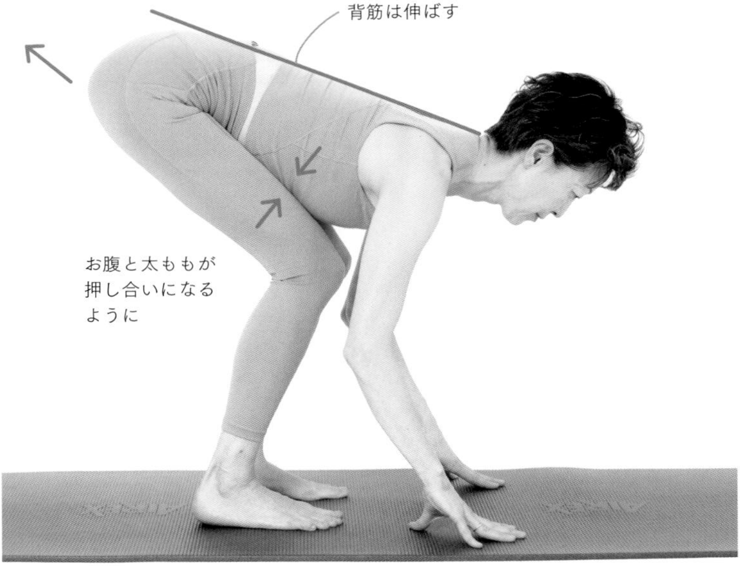
背筋は伸ばす
お腹と太ももが
押し合いになる
ように

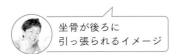

坐骨が後ろに
引っ張られるイメージ

2

坐骨を上げ、頭を下げて、膝を伸ばす。ゆったり呼吸しながら15秒以上。1、2を繰り返すと少しずつ柔らかくなってくる。

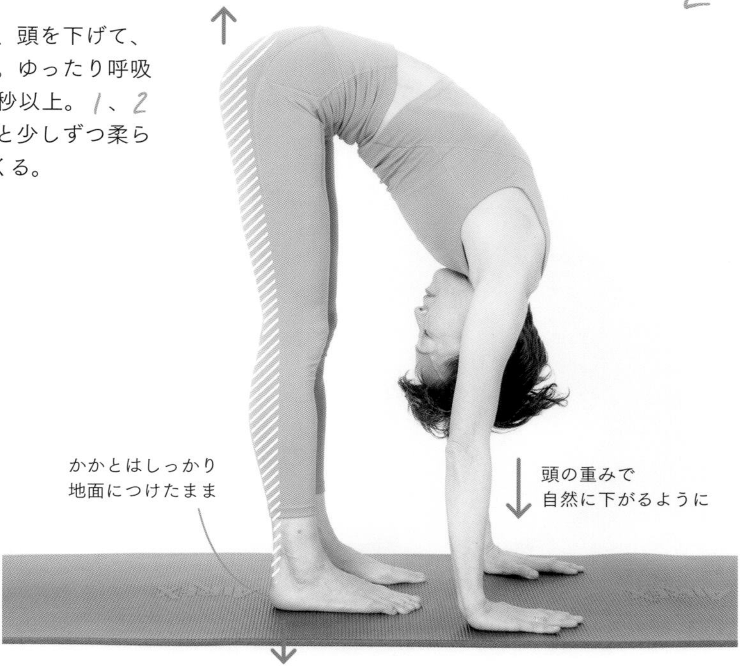
坐骨は引っ張られるように
かかとはしっかり
地面につけたまま
頭の重みで
自然に下がるように

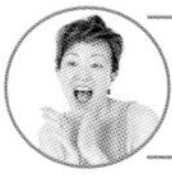
手をブラーンとすると重みが加わって床につきやすくなるよ

Easy

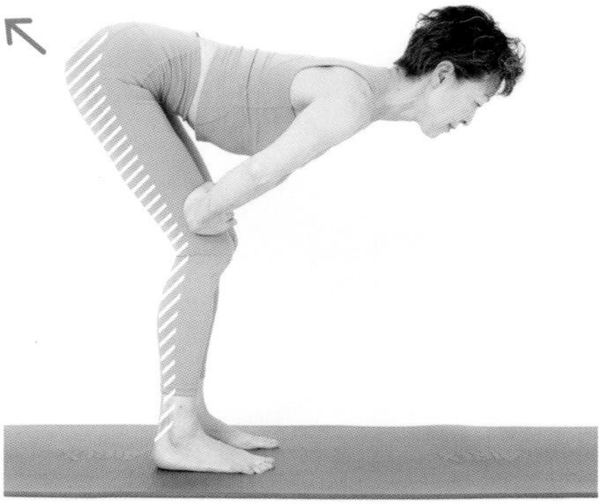
坐骨を押し上げる
ように

1で床に手がつかない人は、手を膝の少し上に置き、背中はまっすぐ。膝は伸ばせる範囲で伸ばす。ゆったり呼吸しながら15秒以上。

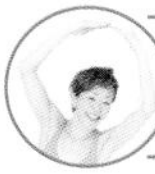
ヘルニアの人は1、2より腰を丸めないこちらをやってみて

\ 股関節痛・腰痛の人におすすめ /

大腿四頭筋の床ストレッチ１

動画はコチラ！
お悩み１_腰痛
・股関節痛
（P54-69）

太もも前を伸ばすと効果的です。膝をつくと痛い、
腰がツラい方は、寝てできるこれをやってみて。
太ももの太さが気になる人にも！

腰を少し丸めて横向きに寝る。腕枕を
する。両膝は90度くらいに曲げる。

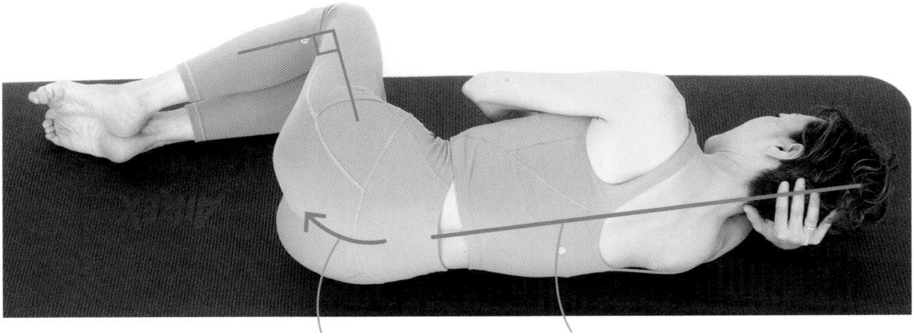

腰からお尻は
少し丸める

背中はまっすぐ

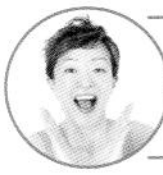

太ももの前がモリモリっとして
太めな人にもおすすめ！

息を吐きながら上側の足の爪先を後ろに引く。かかとをお尻につけるように太もも前を伸ばす。ゆったり呼吸しながら15秒以上。反対側も同様に。

2

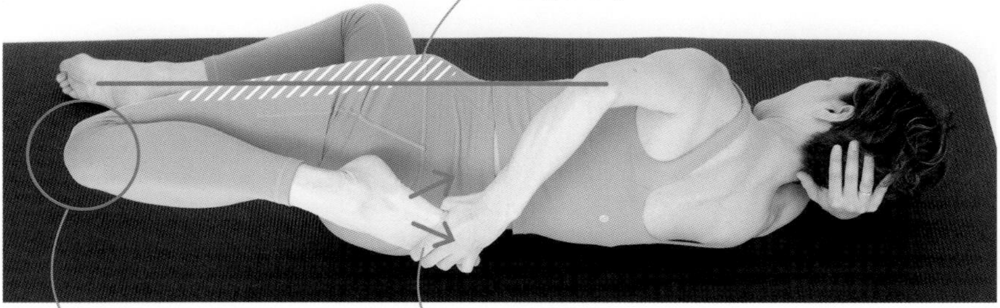
ココが伸びる！
膝が体のラインより
後ろになるように
爪先を引っ張る

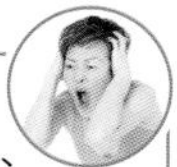

腰が反ったり、体の
ラインより膝が前だと、
太もも前が伸びないので注意

NG ×

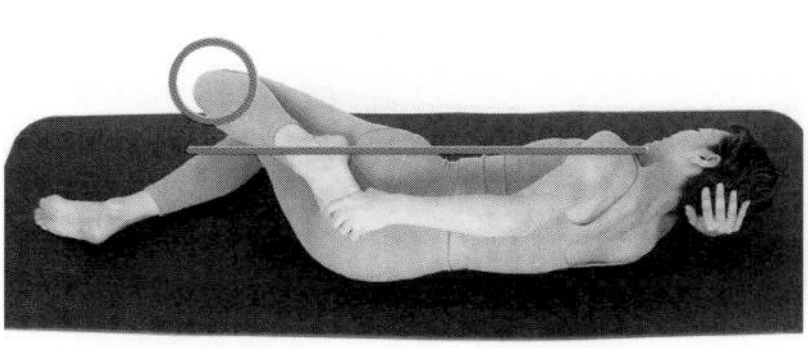

膝が体のラインより前。

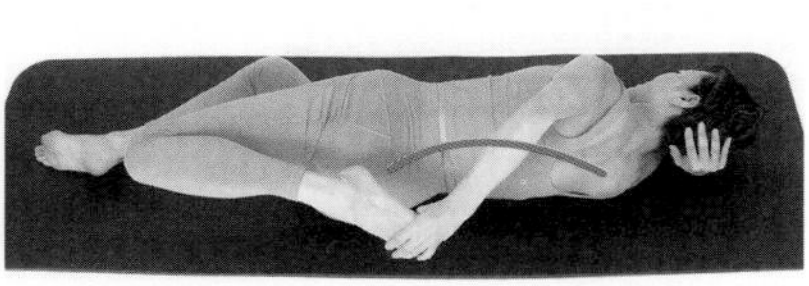

腰が反っている。

＼股関節痛の人におすすめ／

大腿四頭筋の床ストレッチ2

動画はコチラ！
お悩み１_腰痛
・股関節痛
（P54-69）

股関節前から太もも前までをしっかり伸ばして
詰まりを解消しましょう。
膝をつく位置を注意すると、お皿に負担がかかりません

1

膝を曲げて片脚を立て、もう
一方の膝をできる限り後ろに
つく。背中は少し丸める。

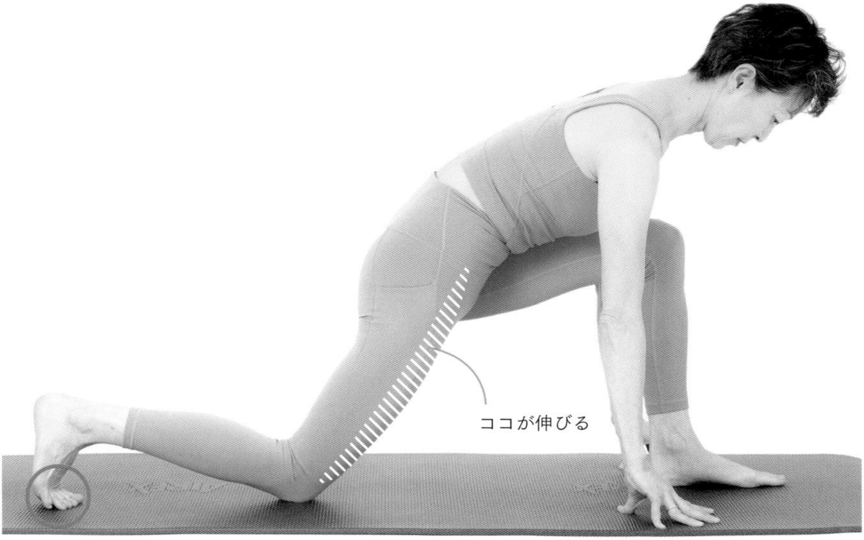

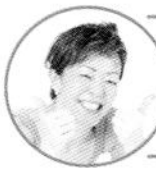

後ろに下げた足の爪先をつけて。
膝への圧迫を軽減するよ

2

ゆっくり上半身を立てていく。できる人は吐きながら後ろに下げた方の足先を持ち上げる。ゆったり呼吸しながら15秒以上。反対側も同様に。

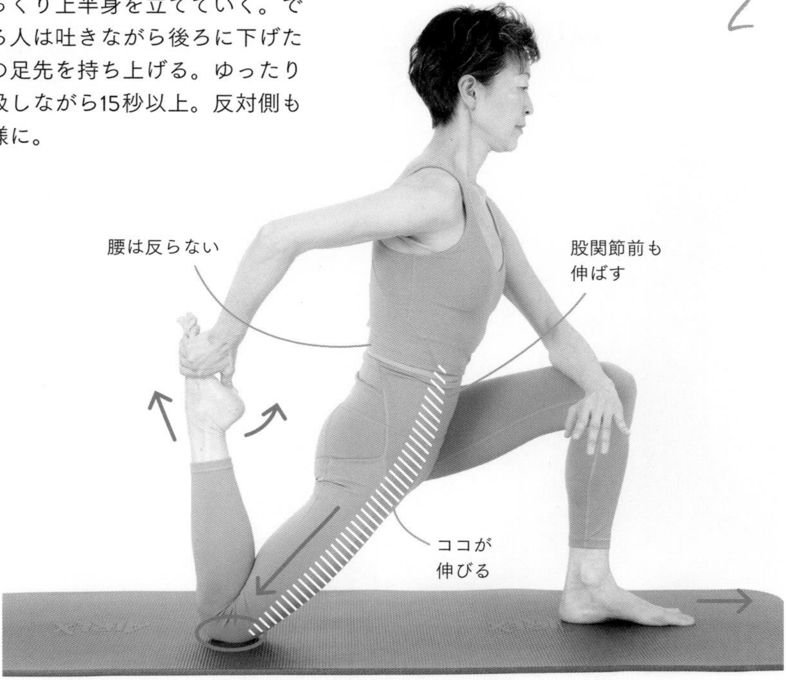
腰は反らない
股関節前も
伸ばす
ココが
伸びる

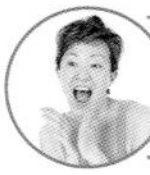

膝をつく位置はお尻より後ろにずらして、膝蓋骨のセンターに重みがかからないように注意してね

NG ✕

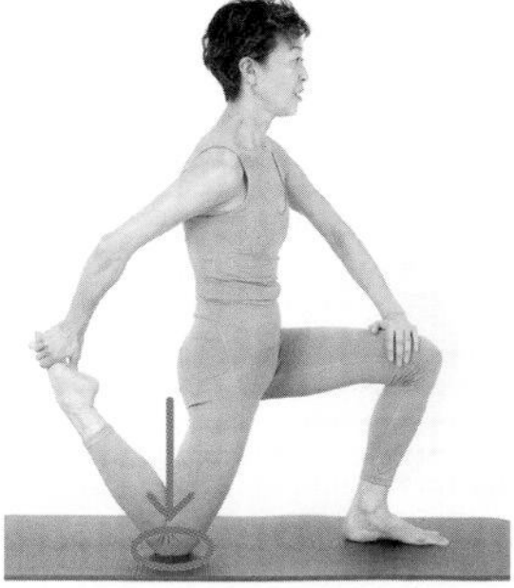

お尻の下に膝をつくと膝蓋骨のセンターに圧がかかって痛める。

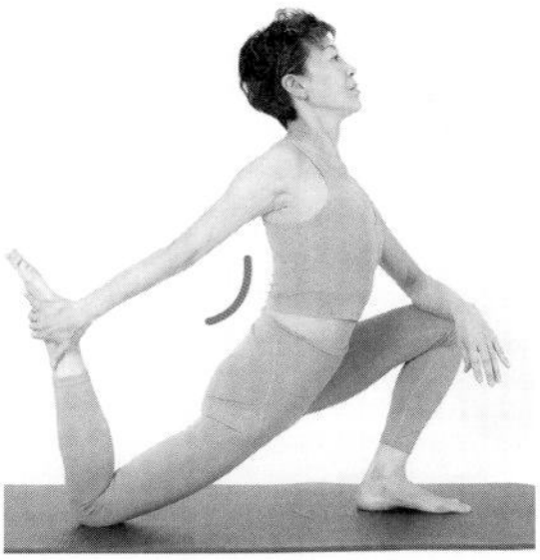

腰が反ると、大腿四頭筋が十分伸びない。

お悩み 2

「歩くのが疲れやすい」

下半身の衰えが原因。
お尻から足の筋肉をつける

お尻の筋肉は骨盤をカバーするクッションのようなもの。ここが弱まると骨盤が歪みやすく、股関節も詰まりやすくなります。その状態で正しく歩こうとすれば、かなりツライはず。だから足を引きずるように歩いてしまって、余計に筋肉が衰える。さらに膝や腰にも負担がかかって……悪循環です。

そもそも重い体重を抱えて立ちながら歩くというのは相当な運動量です。だから大きな筋肉に協力してもらわないと！

歩くと疲れる、階段の上り下りがキツいという人は、お尻から足の筋肉をしっかり鍛えましょう。

NG ✕

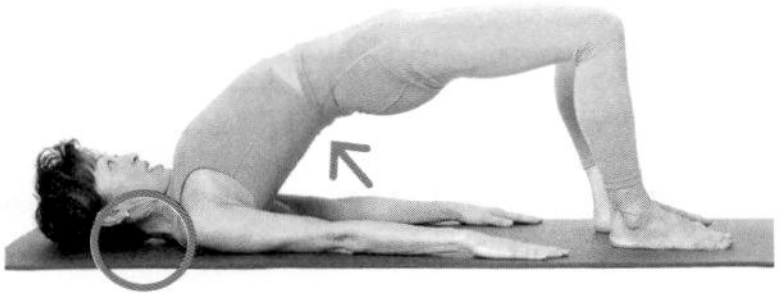

腰が反っている。体重が首にかかっている。首を痛めちゃう。

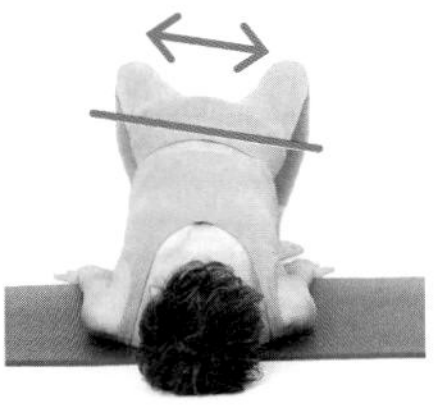

膝が開きすぎ。腰の高さが左右で違っている。

＼ 寝たまま、お尻と太もも裏を鍛える ／

ブリッジ

動画はコチラ！
お悩み２_歩くのが疲れやすい
（P70-73）

扁平尻・反り腰の解消にも効果的。
背骨も動かすので自律神経の乱れにも。
寝起きや、寝る前のルーティンにするのもおすすめです

1

ニュートラルな姿勢で仰向け（P55）になり、膝を骨盤の幅に開いて立てる。手は横。爪先はまっすぐ。あごは引く。息を吸いながら胸を広げる。

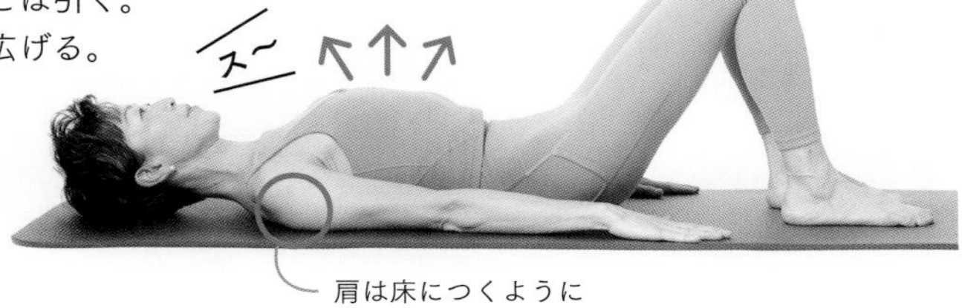
スー
肩は床につくように

2

息を吐きながら尾骨、仙骨、腰椎と一つずつ骨を上げていく。

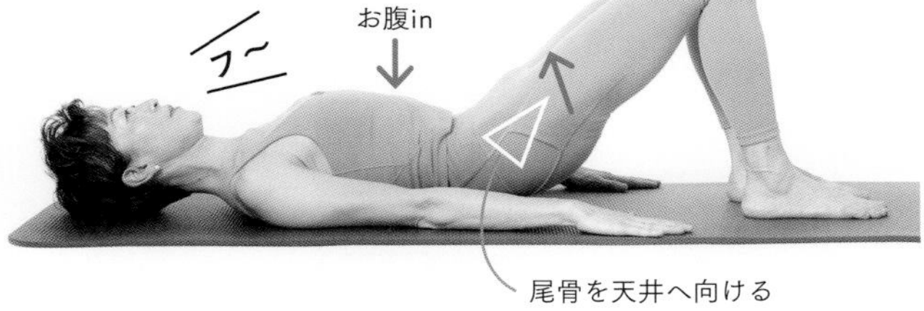
フー
お腹in
尾骨を天井へ向ける

3

胸まで上がりきったら一呼吸して吐きながら、逆に胸からお尻へと一つずつ骨を下げていく。1→3を８～10回目標。

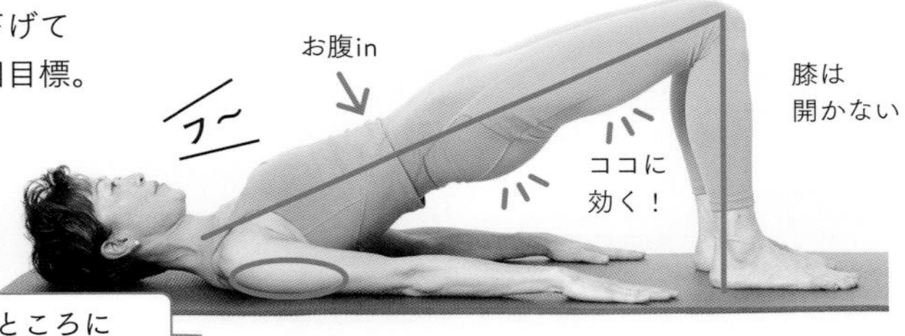
フー
お腹in
ココに効く！
膝は開かない

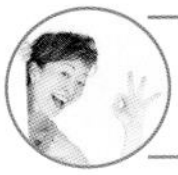

肩幅が一番広いところに体重をのせて支えるように

＼ お尻と太ももを広範囲に鍛える ／

ワイドスクワット

動画はコチラ！
お悩み２_歩く
のが疲れやすい
（P70-73）

太ももの前・裏・内側をトレーニングできる。
血流がUPするので代謝もUPし、冷え性解消にも。
膝を痛めず、お尻に効かせるポイントを伝えます

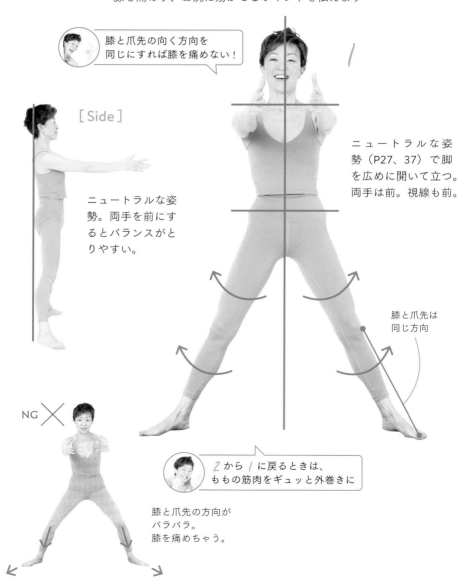

膝と爪先の向く方向を
同じにすれば膝を痛めない！

1

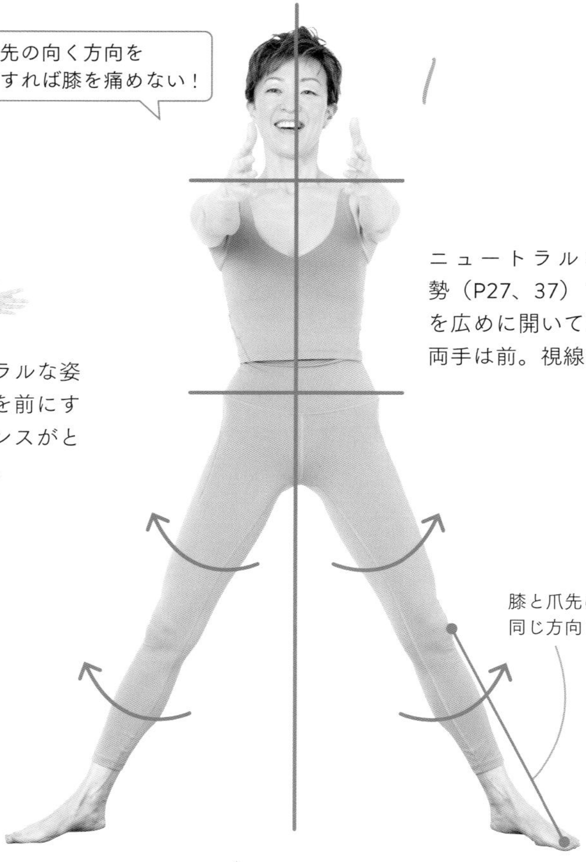

［Side］

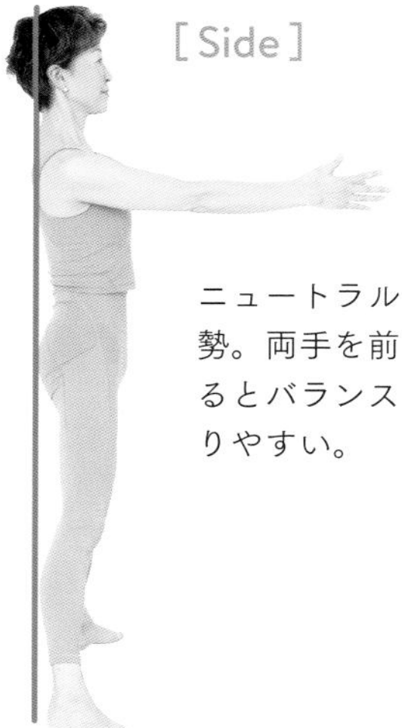

ニュートラルな姿勢。両手を前にするとバランスがとりやすい。

ニュートラルな姿勢（P27、37）で脚を広めに開いて立つ。両手は前。視線も前。

膝と爪先は
同じ方向

2から1に戻るときは、
ももの筋肉をギュッと外巻きに

NG ×

膝と爪先の方向が
バラバラ。
膝を痛めちゃう。

背中はまっすぐで
やや前傾。

[Side]
お腹in
膝は爪先より
前に出さない

2

ス～
膝は爪先より
前に出さない
お尻の穴を
きゅっと締める
かかと重心。
爪先は浮かさない

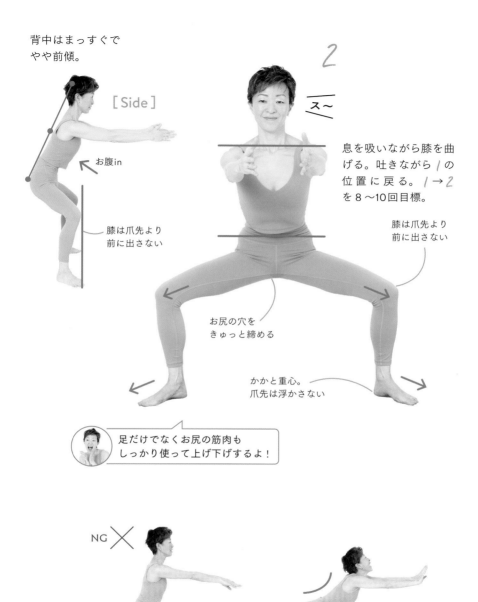

息を吸いながら膝を曲げる。吐きながら1の位置に戻る。1→2を8～10回目標。

足だけでなくお尻の筋肉も
しっかり使って上げ下げするよ！

NG ×

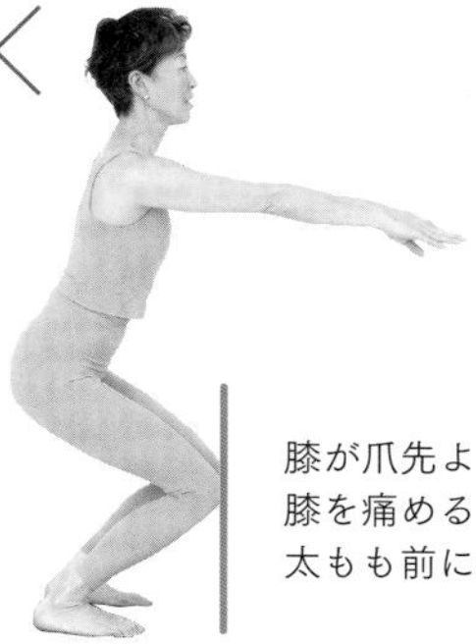
膝が爪先より前に出すぎ。
膝を痛めるし、
太もも前に筋肉がつく。

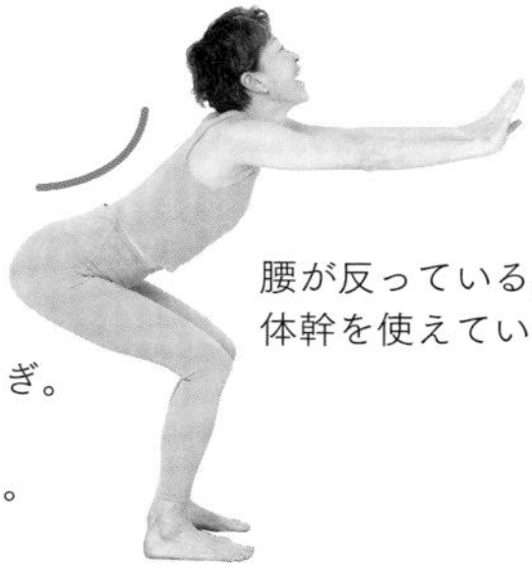
腰が反っている。
体幹を使えていない。

お悩み3

「ぷよぷよお腹・便秘」

首や腰を痛めない腹筋トレで解消

＼ 立ってできる腹筋トレ ／

立位腹筋トレ

動画はコチラ！
お悩み3 _ぷよぷよお腹・便秘
（P74-79）

普通の腹筋運動がなぜツラいかというと重力に抵抗して体を持ち上げるから。立ってやれば負担は少ない！
隙間時間にもできますね

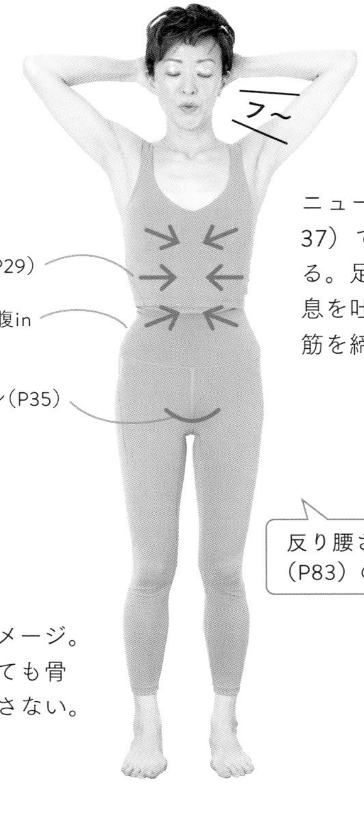

フ〜
肋骨下部in（P29）
お腹in
骨盤底筋
スイッチオン（P35）

ニュートラルな姿勢（P27、37）で立ち、頭に手を添える。足は腰幅。視線は斜め下。息を吐きながら体幹・骨盤底筋を締めていく。

［Side］

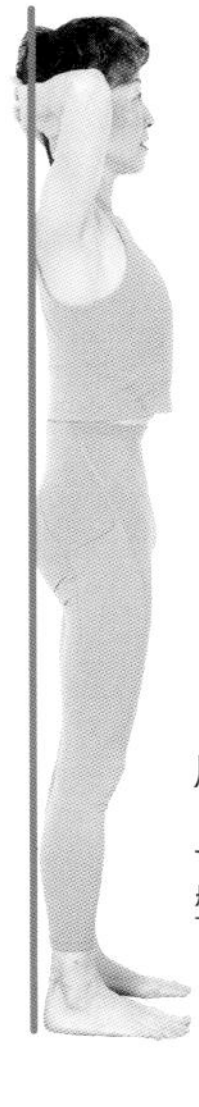

床に寝ているイメージ。上半身を動かしても骨盤から下は動かさない。

反り腰さんや腹直筋離開（P83）の人にもおすすめ

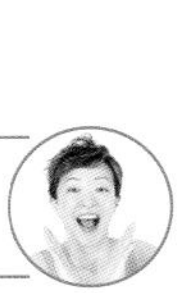

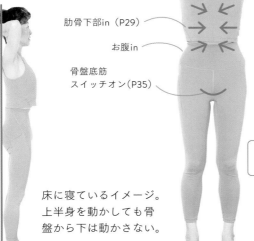

腰痛や便秘の予防、内臓脂肪の解消、すべて一度にできるエクササイズがあります。腹筋トレです。もちろん、お腹全体を引っ込めるためにも腹筋運動は効果的です。ピラティスに共通する体幹への意識や胸式呼吸でもだいぶお腹は引っ込みますが、さらに腹筋運動を加えるとパワフルに変化します。内臓のマッサージ効果もあるためお通じもよくなります。

　でもみんな、腹筋トレ苦手ですよね。ツライイメージしかないし、首も痛くなる。だからこそ体に負担をかけず、きちんと効果のある腹筋運動にたどり着きました。難易度順に紹介します。

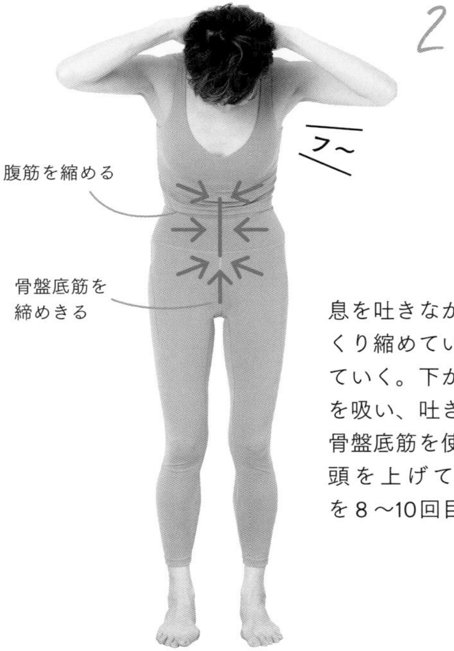

息を吐きながら腹筋をゆっくり縮めていき、頭を下げていく。下がりきったら息を吸い、吐きながら腹筋・骨盤底筋を使ってゆっくり頭を上げていく。1→2を8～10回目標。

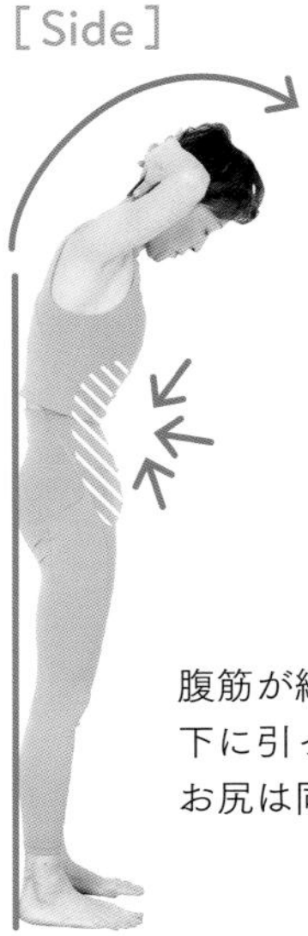

腹筋が縮んで、胸が下に引っ張られる。お尻は同じ位置。

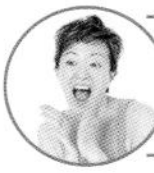

頭を下げようとしない。腹筋が縮んで頭が下りてくる感じ

\ 首や腰を痛めない /

チェストリフト

動画はコチラ！
お悩み3_ぷよぷよお腹・便秘
（P74-79）

腹直筋を収縮させて、自然に頭が上がるようにすれば
ツラくない。何十回もやる必要はないし、早くやる必要もない。
1回でも腹直筋をしっかり収縮させることが大切

1

ニュートラルな姿勢で仰向けになり（P55）、膝を曲げて骨盤の幅に広げる。頭に手を添える。息を吸いながら胸を広げる。

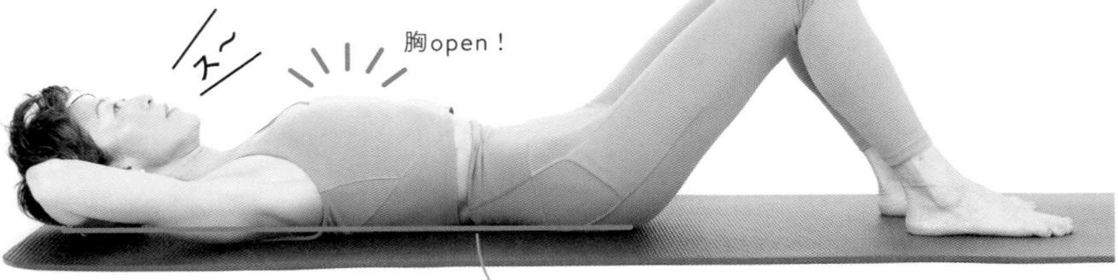

腰の隙間は手の指・第2関節まで入る程度

2

息を吐きながら腹筋をゆっくり縮めて、頭を上げていく。上がりきったら重力に抵抗するようにゆっくり下ろしていく。

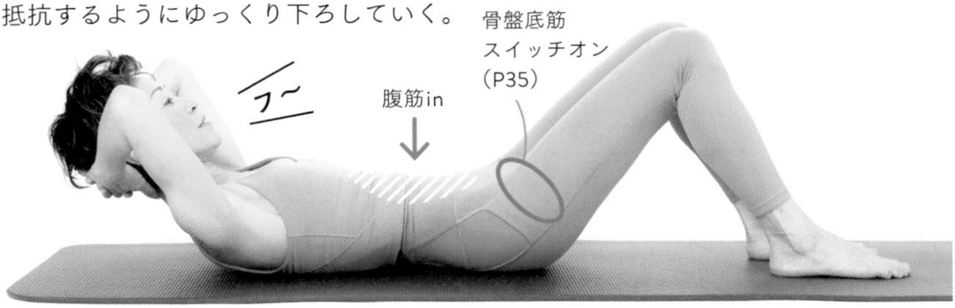

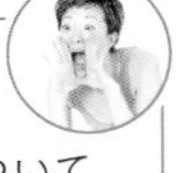

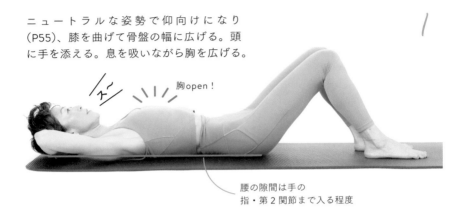

首の力で頭を上げようとしないで！
腹筋が縮んで頭がついてくる感じ

NG ×

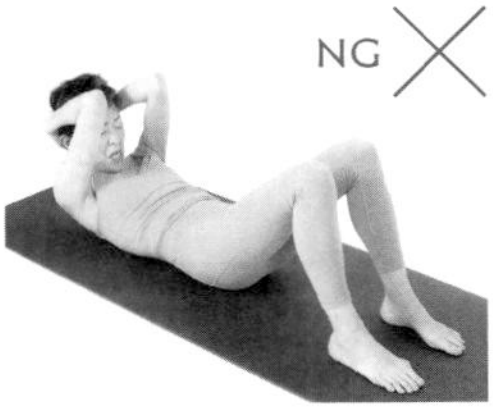

頭で上げようとしてあごが出ている。
腹筋を使っていない。
首を痛める。

動画はコチラ！
お悩み３_ぷよぷよお腹・便秘
（P74-79）

＼腹筋トレに慣れてきたら／

シングルレッグストレッチ

ベーシックな腹筋運動ができるようになってきたら、
少しずつ負荷を大きくしてみましょう。
といっても、私流のシンプルな動きです

1

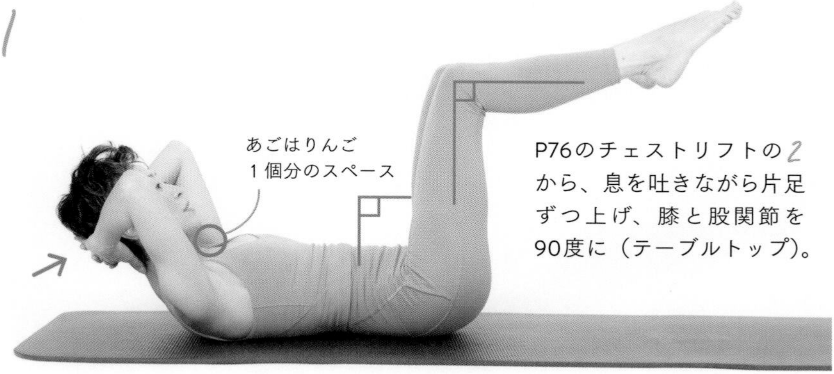
あごはりんご
１個分のスペース

P76のチェストリフトの2から、息を吐きながら片足ずつ上げ、膝と股関節を90度に（テーブルトップ）。

2

息を吐きながら片脚を伸ばす。吸いながら戻す。テーブルトップまで。反対側の足も同様に。
1→2を８～10回目標。

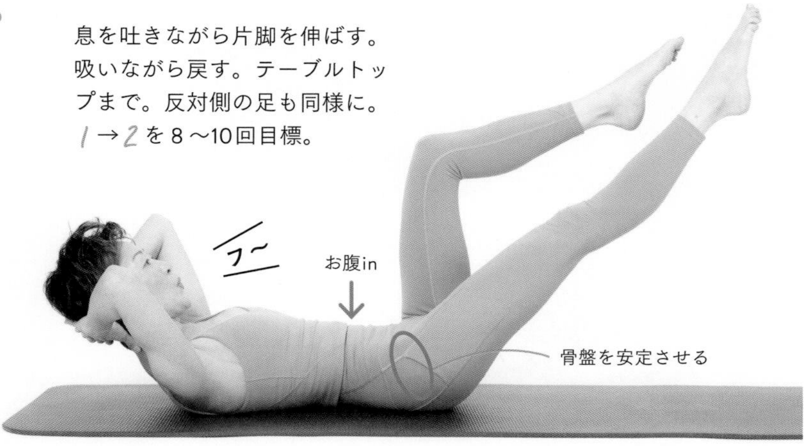
フ～
お腹in
骨盤を安定させる

NG ×

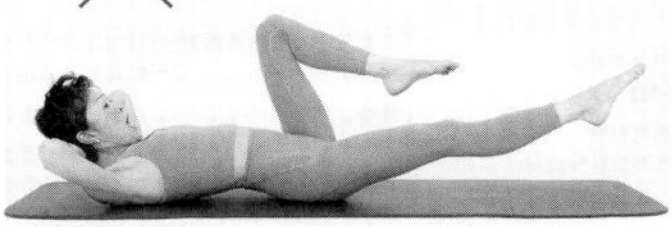

腰が浮いている。
お腹が抜けている。
腰を痛める。

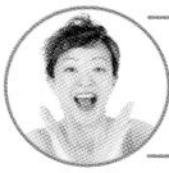

お腹がポコッと出ない
ところまで足を下げて

＼ さらに上級者には ／

クリスクロス

動画はコチラ！
お悩み３_ぷよぷよお腹・便秘
（P74-79）

腹筋４層（腹直筋、腹横筋、内腹斜筋、外腹斜筋）を
一気に鍛える。いきなりできなくても大丈夫。
P74から78まで難易度順に慣れていきましょう

P77のシングルストレッチから、息を吐きながら片脚
を伸ばし、体をひねりながら脇を反対の脚に近づける。

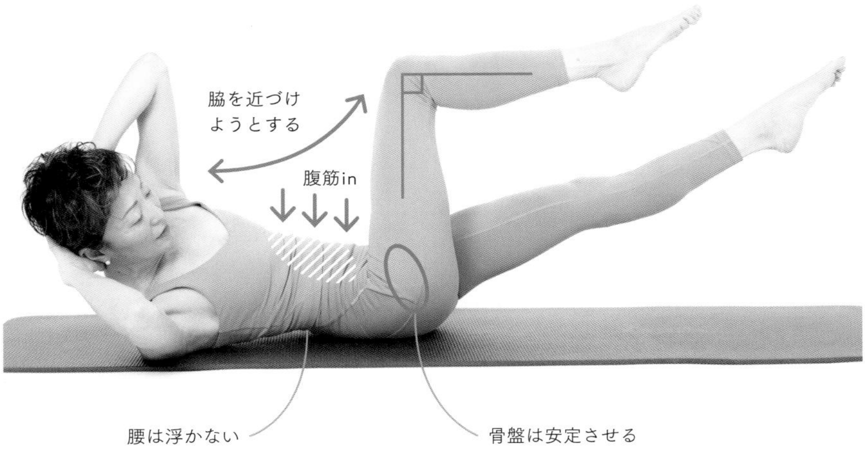

脇を近づけようとする
腹筋in
腰は浮かない
骨盤は安定させる

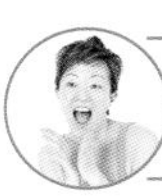

ウエストもしっかりくびれるよ。
内臓マッサージ効果もあり

2 息を吸いながら戻す（テーブルトップまで）。反対側も同様に吐きながら片脚を伸ばし、体をひねりながら脇を反対の脚に近づける。1→2を8～10回目標。

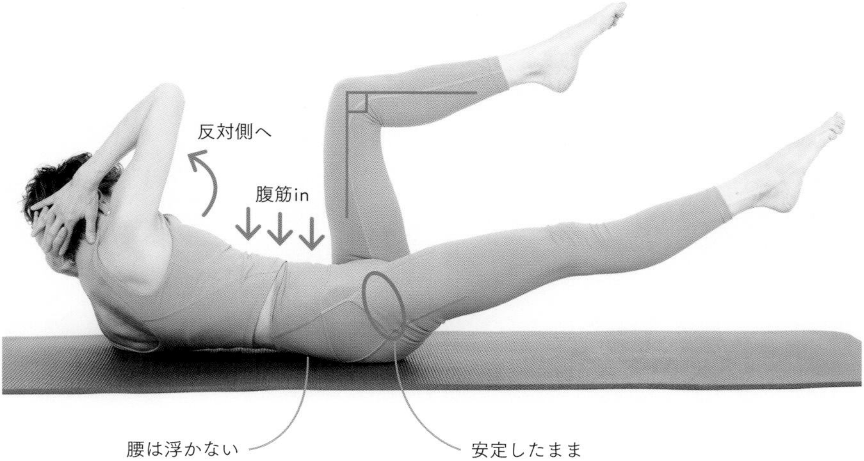
反対側へ
腹筋in
腰は浮かない
安定したまま

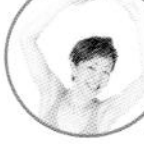

腹筋・体幹を使って体を支え、頭は軽く手のハンモックにのせるイメージ

NG ×

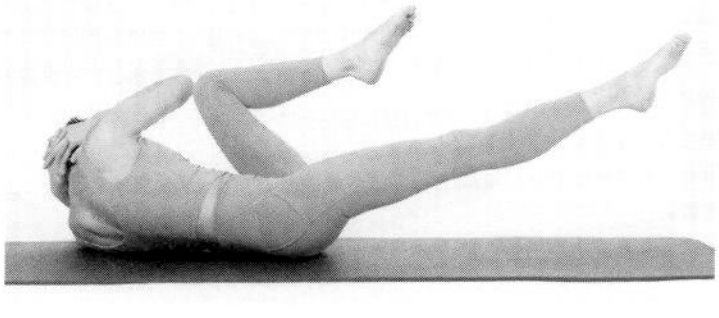

頭押しすぎ。
肘閉じすぎ。
首を痛める。
腰を痛める。
骨盤がグラグラ。

お悩み 4

「ぽっこりお腹」

腸腰筋を伸ばして、下腹に効くエクササイズを！

下腹部がぽっこり出ている。痩せている、太っているにかかわらず、この悩みも多いですね。

原因として内臓下垂も疑われます。重力に負けて内臓が落ちてくると下腹部が引っ込まないのです。見た目だけの問題でなく、股関節痛を引き起こしたり、反り腰に拍車をかけたりします。

だからといって腹筋運動をがんばっても、下腹部は使いづらくて、ここだけを鍛えられなかったりします。また、腸腰筋という股関節まわりの筋肉も関係しています。そこで、ストレッチをしてから下腹部にフォーカスしたエクササイズをやってみましょう。

腸腰筋と反り腰の関係

腸腰筋は、大腰筋と腸骨筋の二つからなり、硬くなると腰の骨を引っ張り、反り腰や腰痛、股関節痛の原因に。

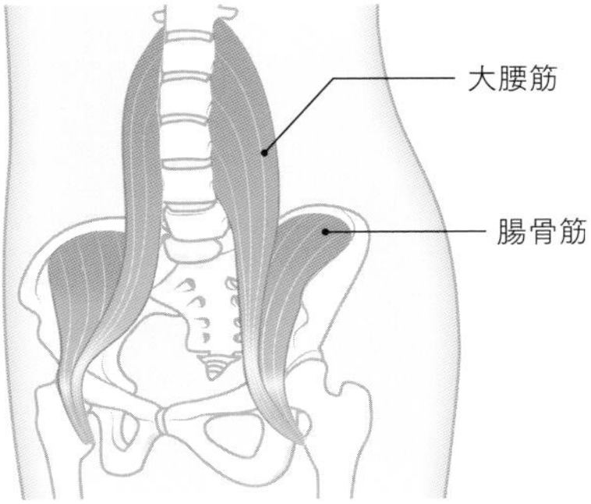

動画はコチラ！
お悩み4_
ぽっこりお腹
（P80-83）

＼ ぽっこりお腹を解消 ／

腸腰筋ストレッチ

まずは下腹部と脚のつながりの部分、
腸腰筋をストレッチ。ここを伸ばしておくと、
次に紹介するピラティスがやりやすくなります

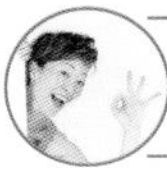

腕を上げられない人は、
下ろしたままでOK

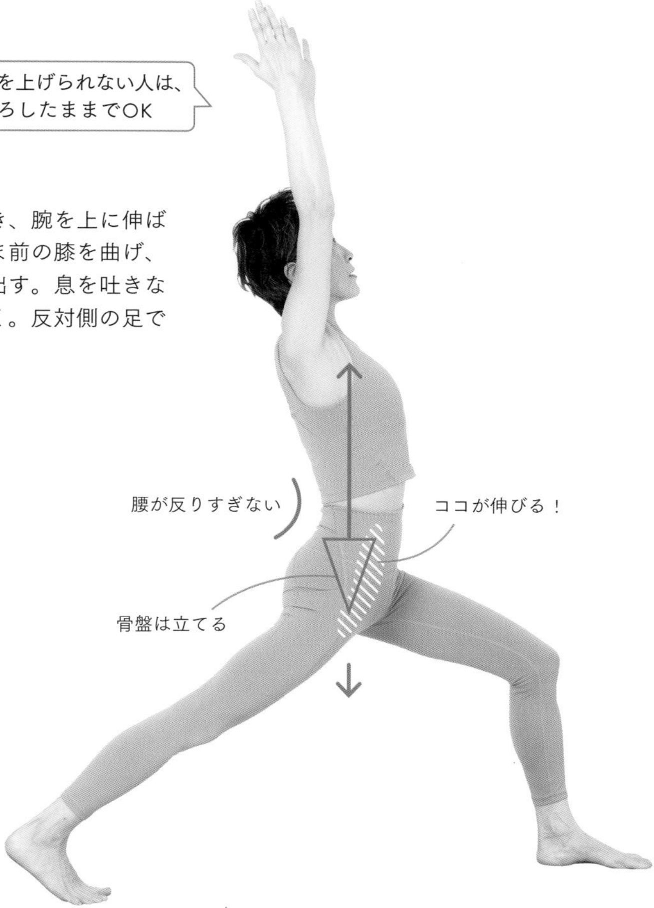
腰が反りすぎない
ココが伸びる！
骨盤は立てる

足を前後に大きく開き、腕を上に伸ばす。骨盤を立てたまま前の膝を曲げ、お尻を少し前に押し出す。息を吐きながら腰を落としていく。反対側の足でも同様に。

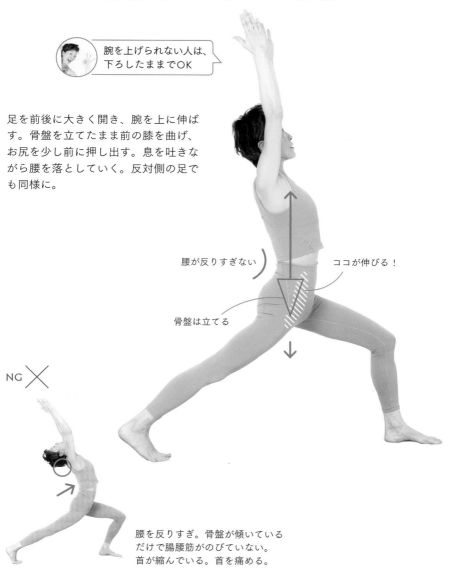

NG ×

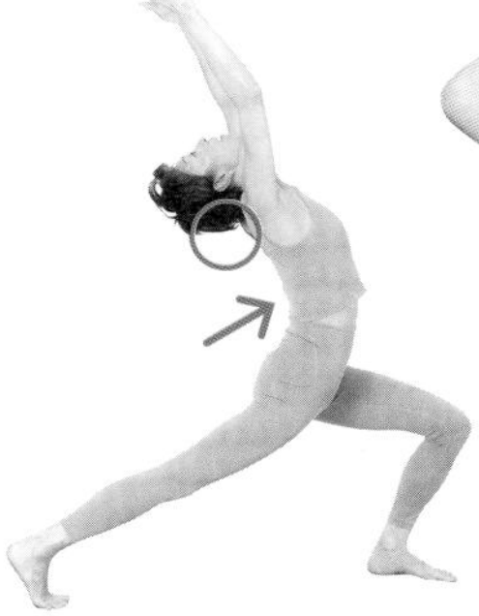

腰を反りすぎ。骨盤が傾いている
だけで腸腰筋がのびていない。
首が縮んでいる。首を痛める。

＼ 下腹部の引き締めに ／

腹直筋下部トレ

動画はコチラ！
お悩み４_
ぽっこりお腹
（P80-83）

ベーシックな腹筋運動ではフォーカスしにくい
下腹部に集中。下腹部と腸腰筋でつながる脚の
上げ下げでピンポイントに効きます

1

肘をついて横になり、片脚を上げる。

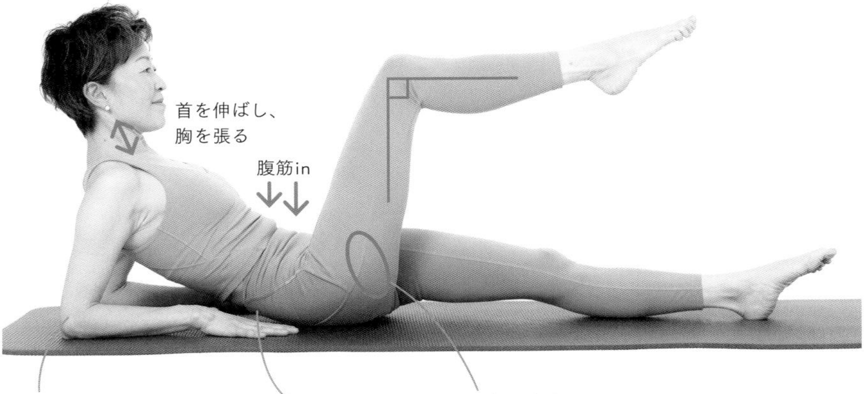
首を伸ばし、
胸を張る
腹筋in
肘で支える
腰は反らない
骨盤は安定させる

2

息を吐きながら脚を伸ばして床すれ
すれまで下ろす。吸いながら戻す。
8 ～10回を目標に。反対側も同様に。

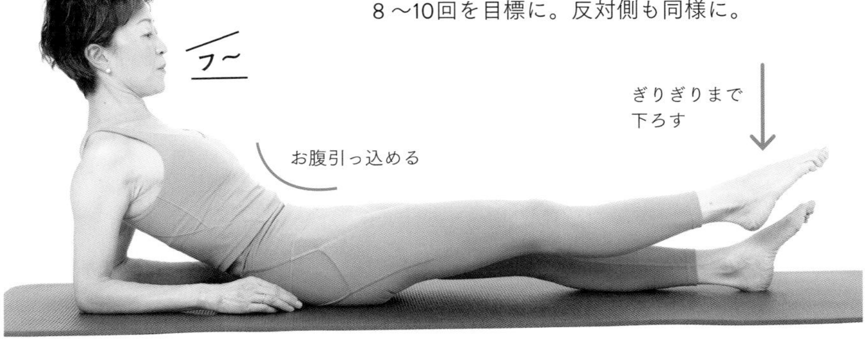
フ～
ぎりぎりまで
下ろす
お腹引っ込める

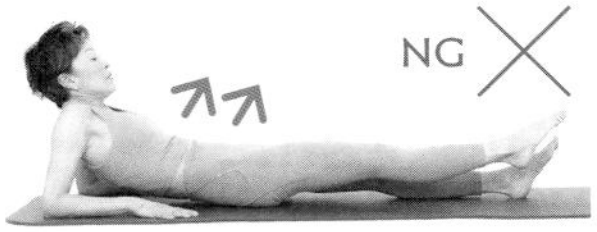
NG

お腹が抜けて
効いていない。
腰が浮いて痛める。
首が詰まって痛める。

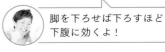

脚を下ろせば下ろすほど
下腹に効くよ！

Column

動画はコチラ！
お悩み４_
ぽっこりお腹
（P80-83）

もしかして
腹直筋離開かも？

腹直筋離開とは、腹直筋の一部が開いている状態です。妊娠や激しい運動、間違った腹筋運動などが原因で起きます。その場合は腹筋運動をやると悪化するので注意が必要です。まずセルフチェックしてみましょう。寝た状態で片方の手を後頭部に添え、頭を起こしながら腹筋を硬くします。恥骨からおへそ上下に手の指が2〜3本以上入る溝を感じたら疑いありです。脂肪が厚くてわかりにくい場合や、人によって、おへそより上から肋骨下部の間に溝がある場合もあるのでよくチェックしましょう。溝が見つかったら、腹筋運動は中止し、姿勢や体幹を整える呼吸運動（P26〜50）をやりましょう。

腹直筋離開チェックで
手を当てる位置

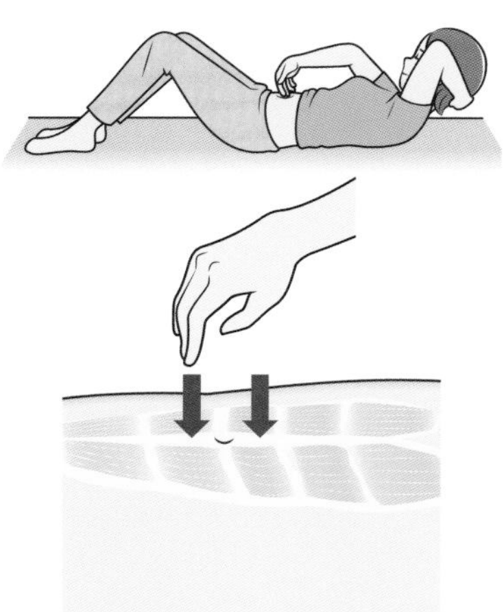

正常な腹直筋（上）と
腹直筋離開（下）

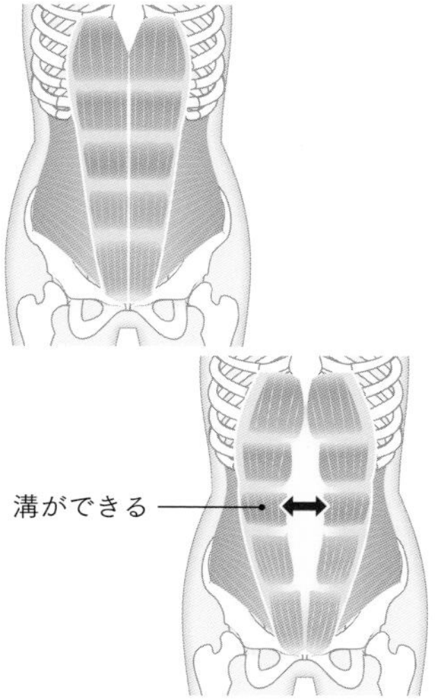

お悩み５

「猫背・肩こり」

首や腰に負担のない背筋トレを！

＼猫背・ストレートネックさんに／

マイナスからゼロの背筋トレ

動画はコチラ！
お悩み５_猫背・肩こり
（P84-97）

ニュートラルな背骨で座ろうとするだけでも
素晴らしい背筋のトレーニングに。
毎日、気づくたびにこの姿勢を意識してくださいね

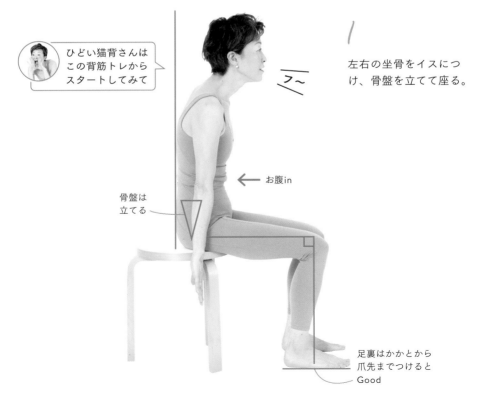

ひどい猫背さんは
この背筋トレから
スタートしてみて

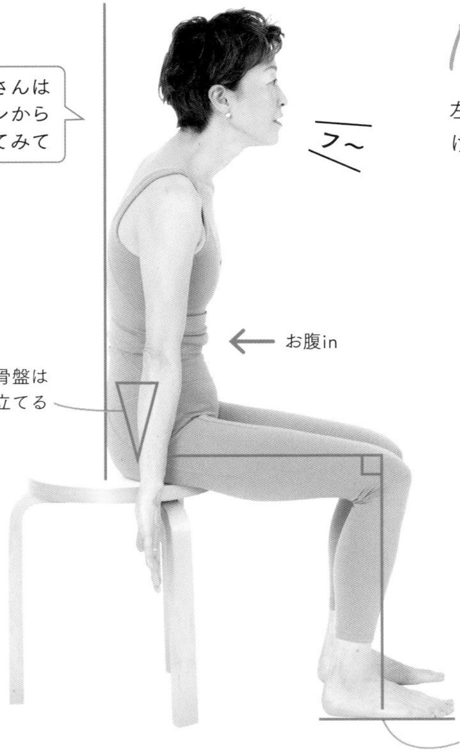
フ～
お腹in
骨盤は立てる
足裏はかかとから爪先までつけるとGood

左右の坐骨をイスにつけ、骨盤を立てて座る。

現代人は体の前で行う動作が多すぎます。スマホ、パソコン、料理……。だから、つい猫背になってしまいます。しかも、気づかぬうちに肩を上げたり、力が入ってしまったり。これでは常に筋トレしているようなもので、相当、負荷がかかっています。肩こりになるのも当然です。「もう無理」と体が悲鳴を上げて、ある日突然、炎症を起こして、四十肩、五十肩になるのです。

　姿勢を正しくして肩まわりの土台と関節内のスペースをあるべき状態に戻しましょう。そのためには背筋。ここが強くなれば自然と戻しやすくなります。

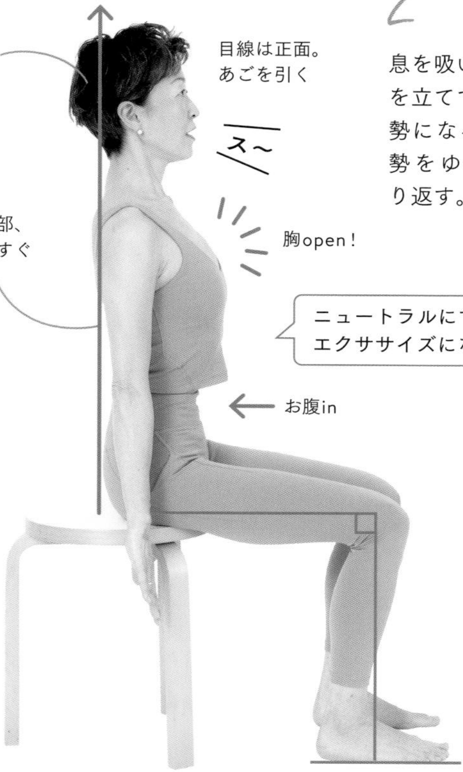
頭が天井から
ひもで吊るされて
いるイメージ
目線は正面。
あごを引く
ス～
頭、背中上部、
お尻がまっすぐ
胸open！
お腹in

2

息を吸いながら骨盤から上を立ててニュートラルな姿勢になる（P38）。この姿勢をゆるめて1→2を繰り返す。10回目標。

ニュートラルにするだけで
エクササイズになるよ！

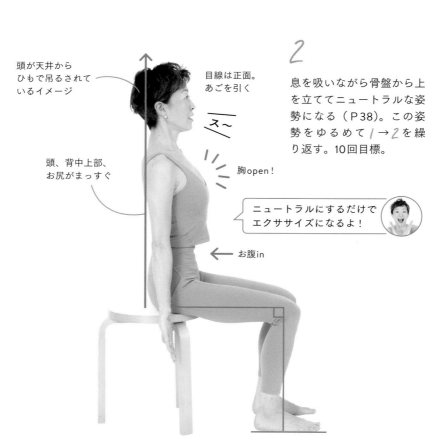

＼ニュートラルに慣れてきたら／

ゼロから1の背筋トレ

動画はコチラ！
お悩み5_猫背・肩こり
（P84-97）

少しずつ負荷をアップします。
デスクワークが多い人は1日に何度でもやろう。
うつぶせになれない妊婦さんや術後の方にもおすすめ

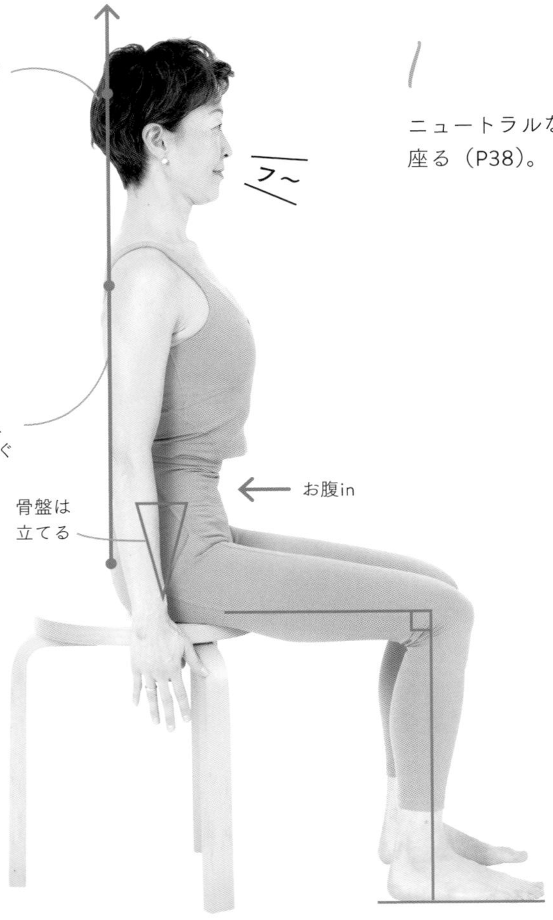
頭が天井から
ひもで吊るされている
イメージ
フ~
頭、背中上部、
お尻がまっすぐ
お腹in
骨盤は
立てる

1

ニュートラルな姿勢で座る（P38）。

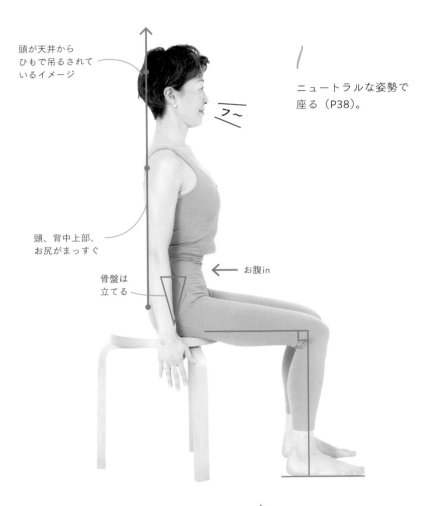

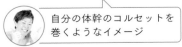

自分の体幹のコルセットを巻くようなイメージ

息を吸いながら胸を10〜15度上げ、
腕を後ろに。吐きながらゆっくり
戻す。1→2を8〜10回目標。

2

車のヘッドライトが
上を向くイメージ

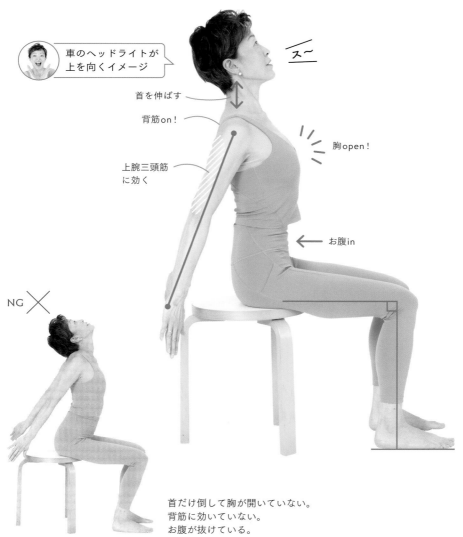

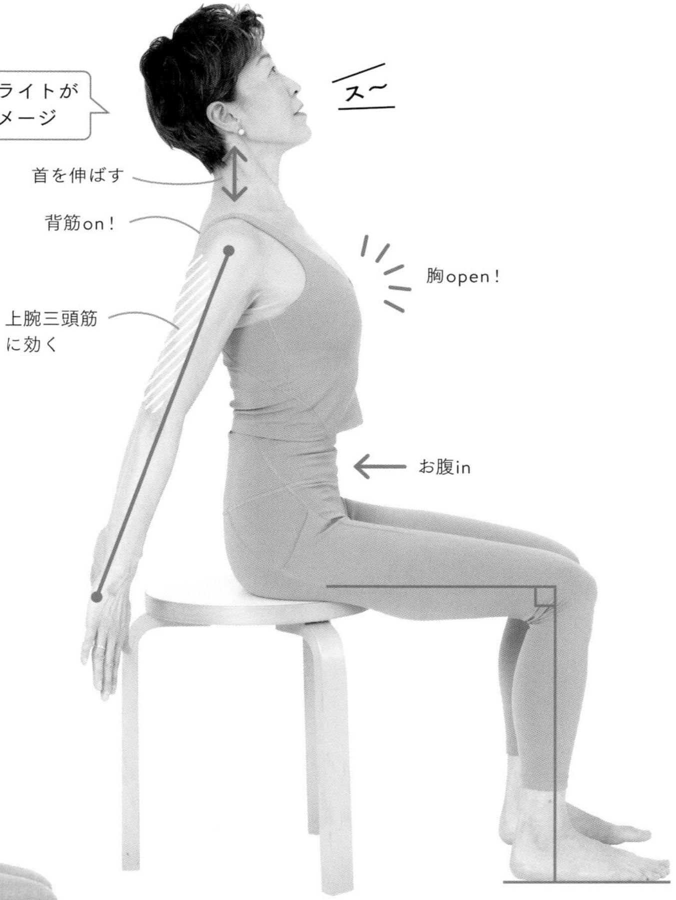
ス〜
首を伸ばす
背筋on！
胸open！
上腕三頭筋
に効く
お腹in

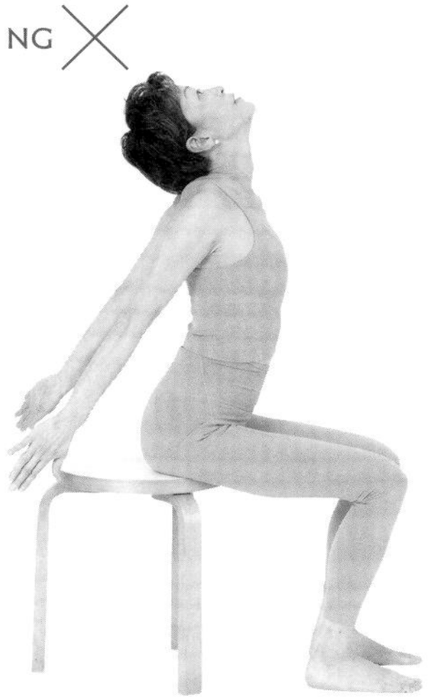
NG

首だけ倒して胸が開いていない。
背筋に効いていない。
お腹が抜けている。

＼ 首を痛めない ／

うつぶせの背筋トレ

動画はコチラ！
お悩み５_猫背・肩こり
（P84-97）

寝ている状態から重力にさからって
体を持ち上げるので、ちょっと大変。
でも、脇を閉めて首を伸ばすようにすれば負担が少ない

1

うつぶせに寝て手を胸の横につく。息を吐きながらお腹を引っ込める。

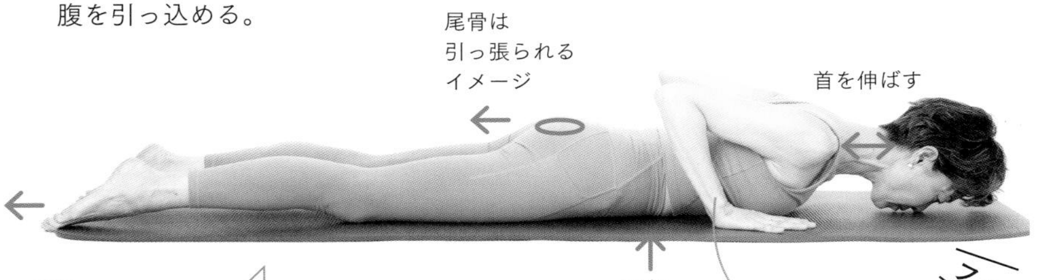
尾骨は
引っ張られる
イメージ
首を伸ばす
お腹in
脇は締める。
バッタの足のように
フ〜

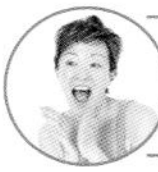

お腹の下に蟻がやっと通れる
くらいの隙間を作って

2

息を吸いながら肩甲骨を少し寄せつつ頭と胸を上げる。

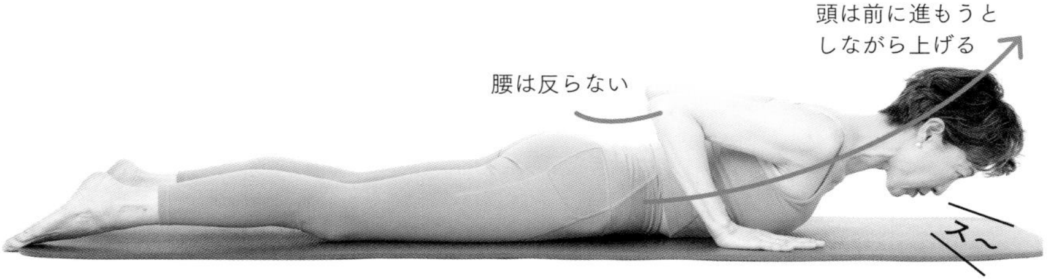
頭は前に進もうと
しながら上げる
腰は反らない
ス〜

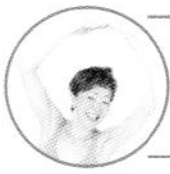

飛行機が離陸するとき
のようなイメージ

3

肋骨下部が離れないところまで
上げる。息を吐きながら戻す。
1→3を8～10回目標。

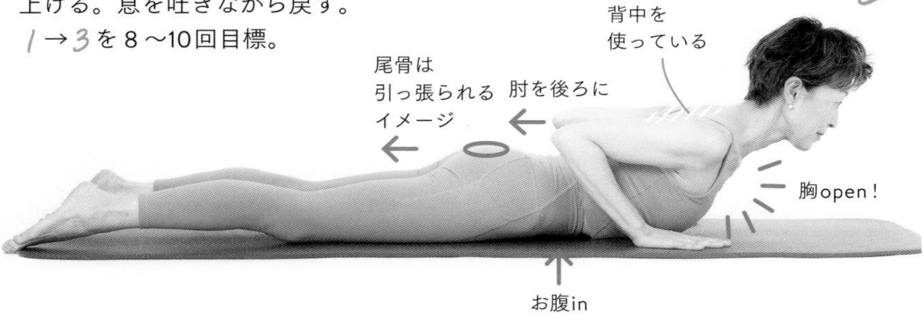
背中を
使っている
尾骨は
引っ張られる
イメージ
肘を後ろに
胸open!
お腹in

OK ○

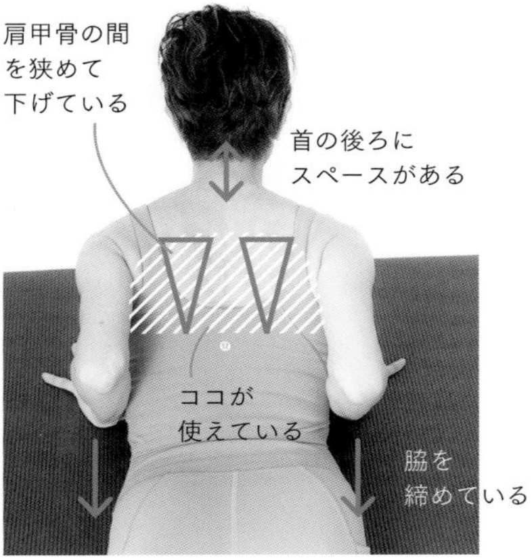
肩甲骨の間
を狭めて
下げている
首の後ろに
スペースがある
ココが
使えている
脇を
締めている

NG ×

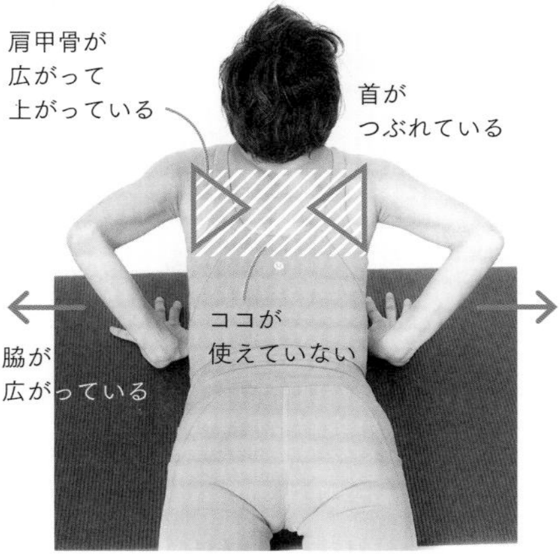
肩甲骨が
広がって
上がっている
首が
つぶれている
ココが
使えていない
脇が
広がっている

＼腰が痛くならない／

お腹にタオルを入れて背筋トレ

動画はコチラ！
お悩み５_猫背・肩こり
（P84-97）

P88の背筋トレで腰が痛くなる人は、たぶん反り腰さん。
その場合は、お腹の下にタオルなどを入れると
反りすぎを防げて安心です

1

うつぶせに寝て手を胸の横につく。おへその下に畳んだタオルを入れる。息を吐く。

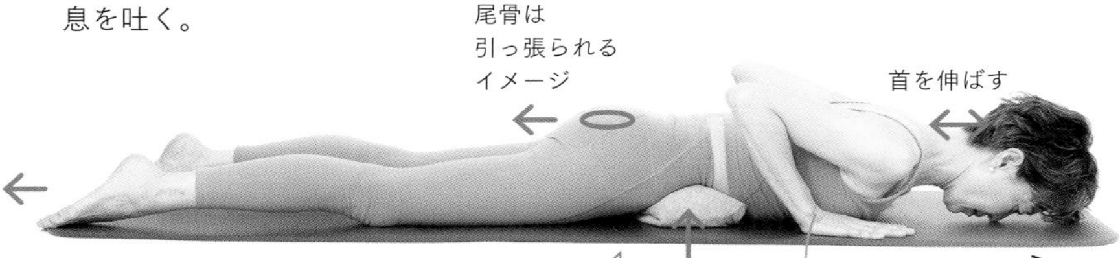

尾骨は引っ張られるイメージ
首を伸ばす
タオルをin
脇は締める。バッタの足のように
フ〜

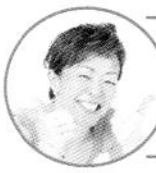

枕や、クッションでもOK

2

息を吸いながら肋骨下部が離れないところまで頭を上げる。吐きながら戻す。1 →2 を8 〜10回目標。

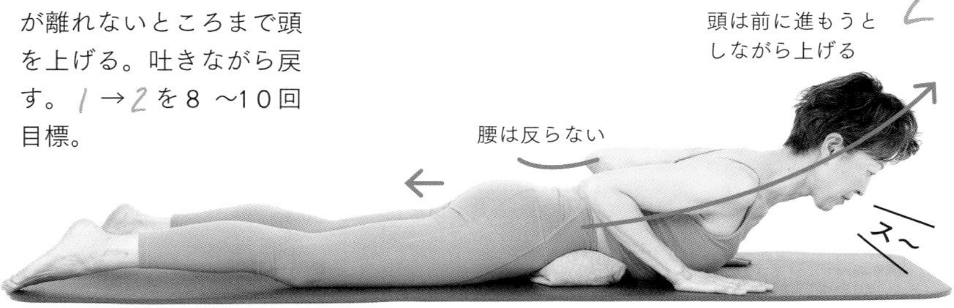

頭は前に進もうとしながら上げる
腰は反らない
ス〜

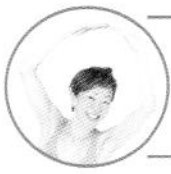

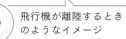

飛行機が離陸するときのようなイメージ

動画はコチラ！
お悩み５_猫背
・肩こり
（P84-97）

\ 背筋トレの前に /

肩と背中のストレッチ

肩、背中、そして胸の前と腰の後ろもほぐしておくと、
背筋トレがやりやすくなります。
反り腰さんは反りすぎないように注意

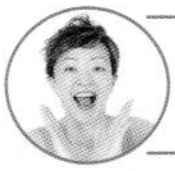

力を抜いて気持ちよい
ところまで。無理しないで

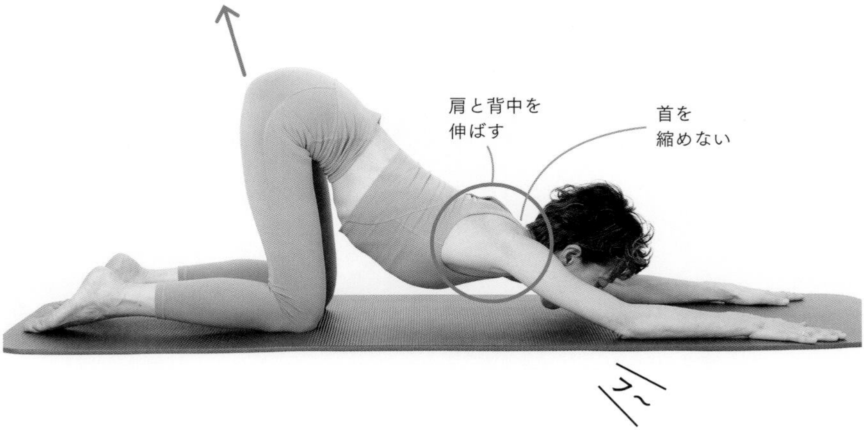

クアドロペット（P45の1）から手を前に伸ばし、息を吐きながらお尻を後ろに突き出し、胸と肩を沈ませる。ゆったり呼吸しながら15秒以上。

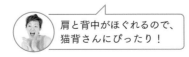

肩と背中がほぐれるので、
猫背さんにぴったり！

＼ 20秒でできる ／

巻き肩改善ストレッチ&トレ

動画はコチラ！
お悩み５_猫背
・肩こり
（P84-97）

猫背、巻き肩、ストレートネックを一瞬で正す方法。
胸と腕のつけ根のストレッチにもなり、肩、背中、二の腕、
お尻、体幹の筋肉も鍛えられます

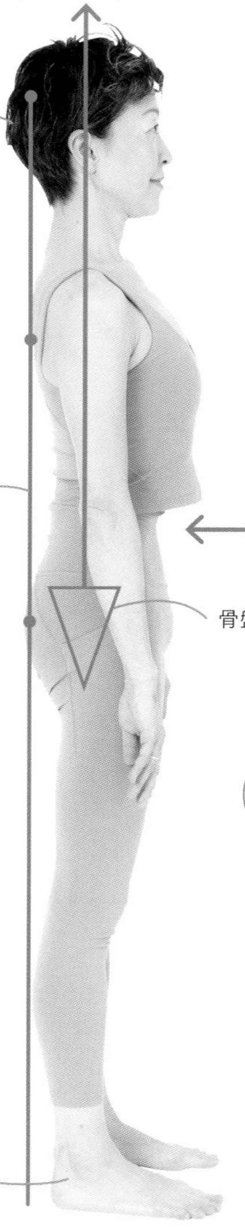

軸はまっすぐ
上に伸びるように
頭は天井からひもで
吊るされている
イメージ
頭、背中上部、
お尻が一直線
お腹in
骨盤を立てる
かかとにも
重心をのせる

ニュートラルな
姿勢で立つ（P27、37）。

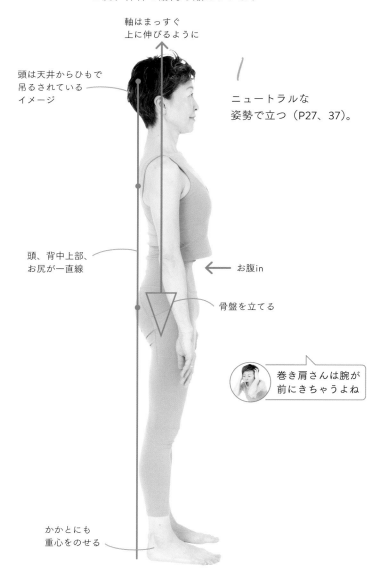

巻き肩さんは腕が
前にきちゃうよね

2

息を吸いながら、
腕を付け根から
回旋させる。

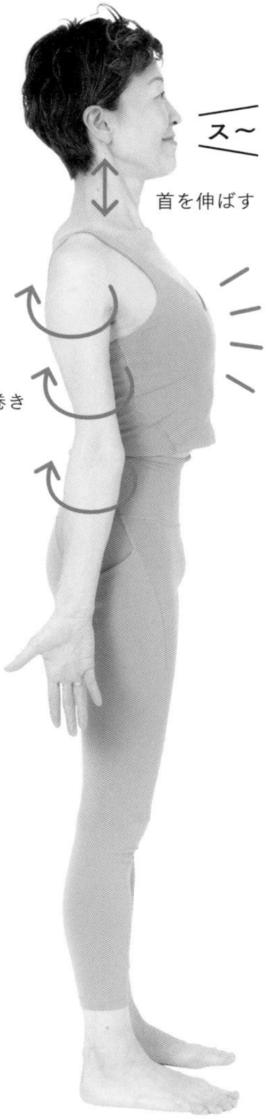
ス～
首を伸ばす
胸を
open！
腕を外巻き

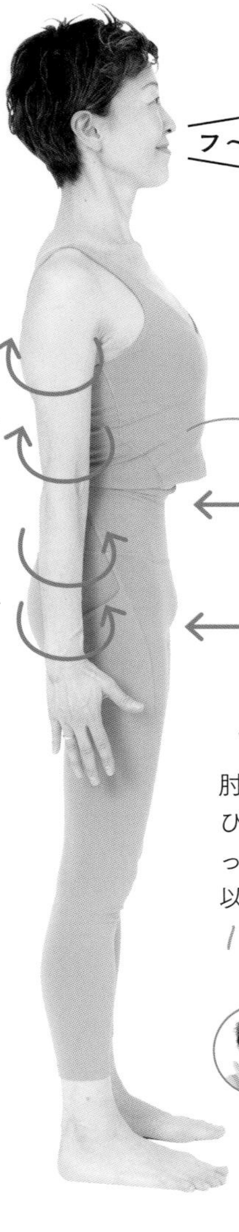
フ～
肘上は
そのままで
肋骨下部in（P29）
お腹in
肘から
下を戻す
骨盤底筋
スイッチオン（P35）

3

肘から下を戻して手のひらを内側にする。ゆったり呼吸しながら15秒以上（胸式呼吸をする）。
1→3を10回目標。

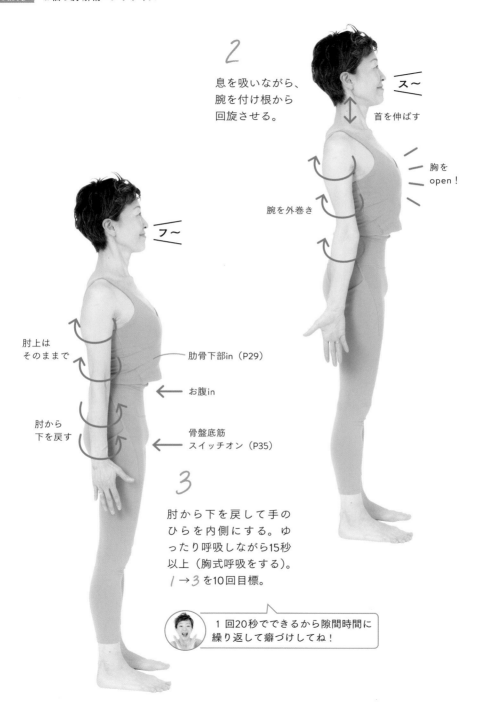

1 回20秒でできるから隙間時間に
繰り返して癖づけしてね！

＼ 五十肩予防におすすめ ／

ドアで大胸筋ストレッチ

動画はコチラ！
お悩み５_猫背
・肩こり
（P84-97）

胸と肩関節前を伸ばしておくと背筋トレが
とてもやりやすくなります。
この大胸筋が硬くなると胸も垂れがちに。気になる方は、ぜひ

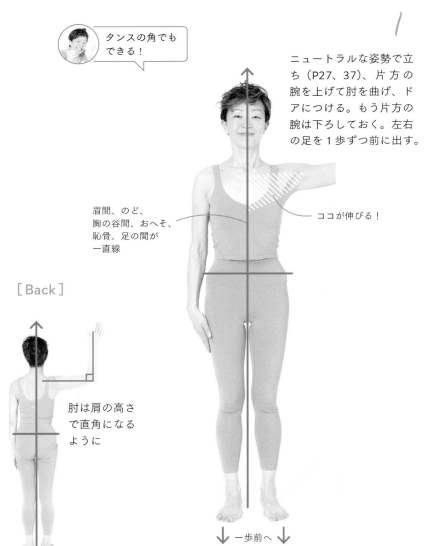

タンスの角でも
できる！

ニュートラルな姿勢で立ち（P27、37）、片方の腕を上げて肘を曲げ、ドアにつける。もう片方の腕は下ろしておく。左右の足を１歩ずつ前に出す。

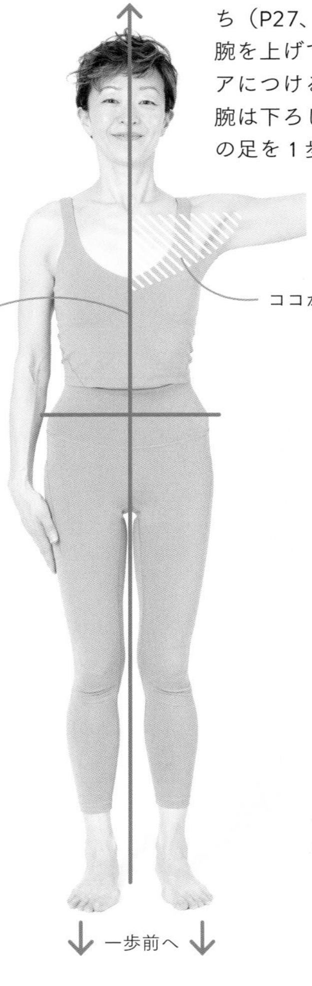

眉間、のど、
胸の谷間、おへそ、
恥骨、足の間が
一直線
ココが伸びる！
一歩前へ

[Back]

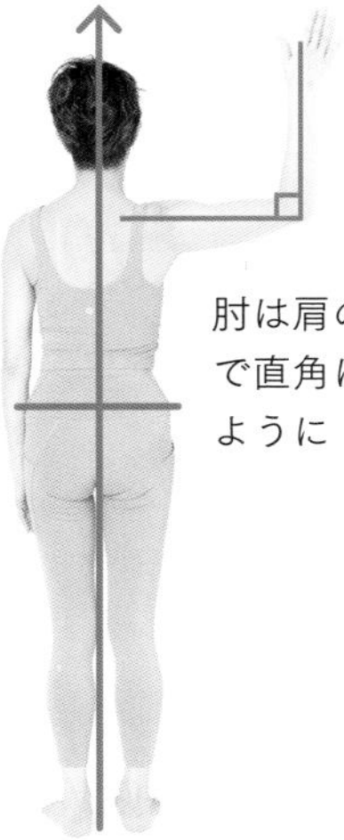

肘は肩の高さ
で直角になる
ように

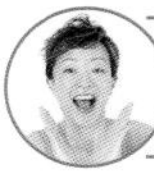

猫背が直り、垂れ胸さんもバストアップするよ！

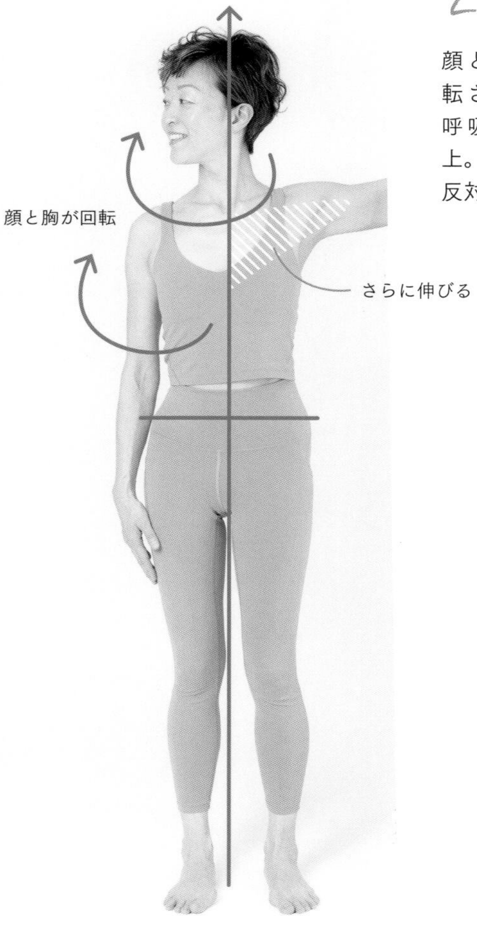

2

顔と胸を反対側に回転させる。ゆったり呼吸しながら15秒以上。1→2を10回目標。反対側の腕も同様に。

＼ 肩こり・頭痛解消におすすめ ／

首のストレッチ

動画はコチラ！
お悩み５_猫背
・肩こり
（P84-97）

首の前、横、後ろ……360度の伸びを感じます。
あごのたるみや首のシワ取りにも効果的。
深く長く優しい呼吸で

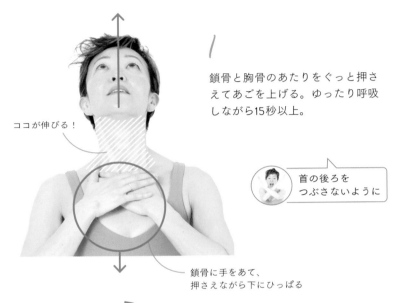

ココが伸びる！

鎖骨に手をあて、
押さえながら下にひっぱる

1

鎖骨と胸骨のあたりをぐっと押さえてあごを上げる。ゆったり呼吸しながら15秒以上。

首の後ろを
つぶさないように

2

片方の鎖骨を押さえて頭を少し反対側に傾け、あごを上げる。ゆったり呼吸しながら15秒以上。

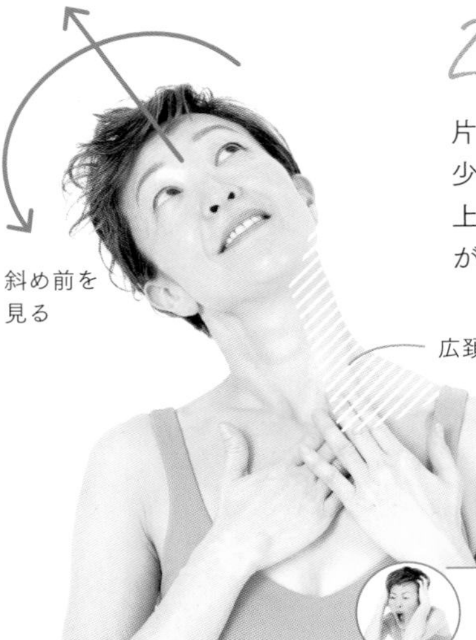

斜め前を
見る

広頚筋と胸鎖乳突筋を伸ばす

NG

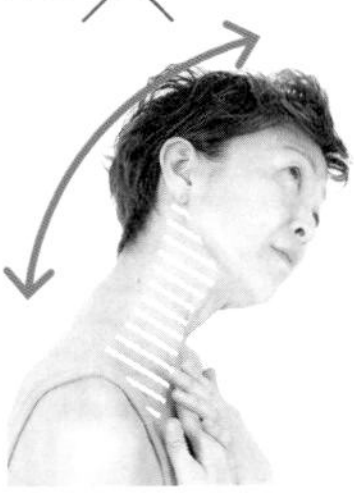

頭が前すぎて
伸ばしきれていない。

ストレートネックは首前が
たるみ、短くなりがち

3

反対側の手を側頭部に添え、手の重みで首の横を伸ばす。ゆったり呼吸しながら15秒以上。

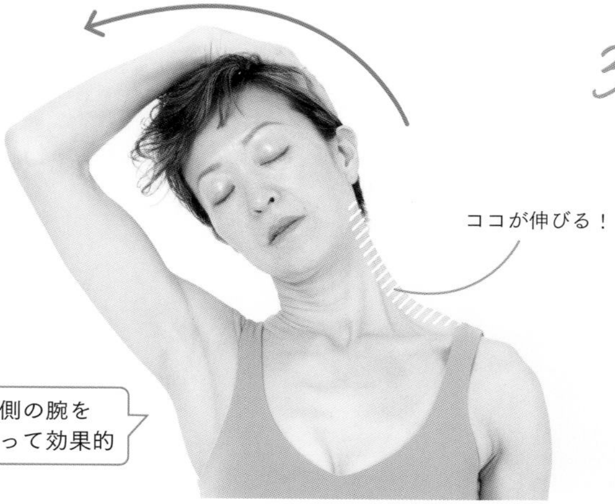

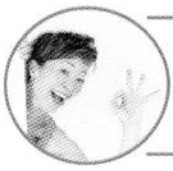

頭に添えた手と反対側の腕を下ろすと重みがかかって効果的

4

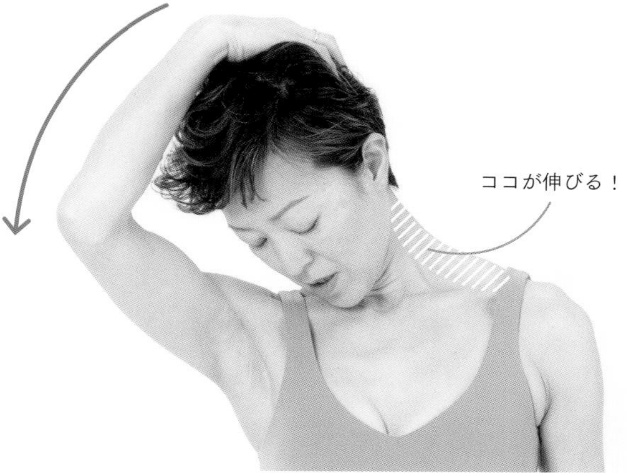

手を少し後頭部にずらし、手の重みで首の斜め後ろ側を伸ばす。ゆったり呼吸しながら15秒以上。

5

両手を後頭部に添え、手の重みで首の後ろ側を伸ばす。ゆったり呼吸しながら15秒以上。反対側も同様に1→5を行い、左右でぐるりと一周する。

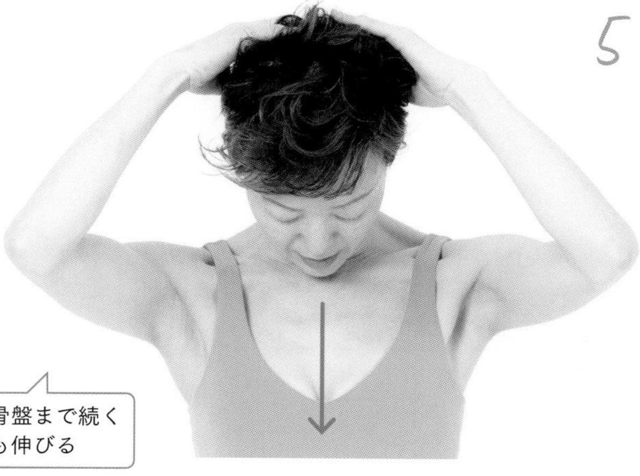

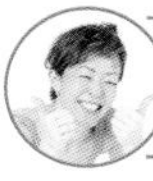

首後ろから骨盤まで続く脊柱起立筋も伸びる

お悩み６

「不眠・モヤモヤ」

背骨をほぐせば自律神経が整いスッキリ

＼上半身を動かすだけ／

立ったままスパインツイスト

動画はコチラ！
お悩み６＿
不眠・モヤモヤ
（P98-109）

立ったままできる「背中ほぐし」。
自律神経の乱れをリセット。食べすぎちゃったとき、
エネルギー詰まりの解消にも効果的です

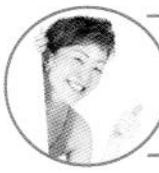

肩に力を入れないで
ゆったりさせてね

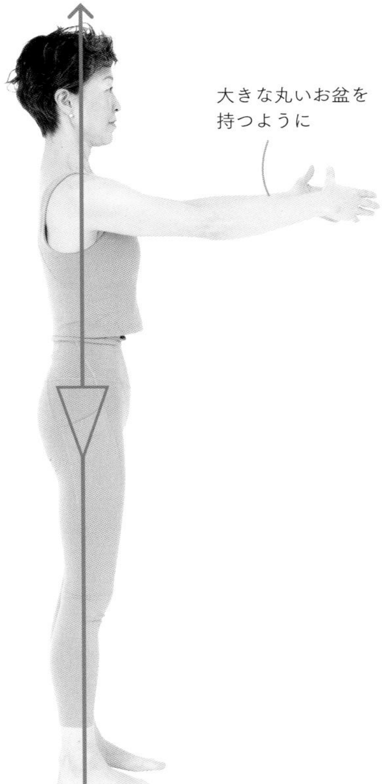

大きな丸いお盆を
持つように

1

足を腰幅に開いてニュートラルな姿勢で立つ（P27、P37）。腕を肩と同じ高さで前に上げる。

眠れない、気分がすぐれない、やる気が出ない、イライラする。こうした症状は自律神経の不調からくることが多いです。自律神経は背骨の中を通る中枢神経と関係しているので背骨をほぐすことがとても大切です。背骨一つひとつを動かしていきましょう。すでに紹介したキャットアンドカウ（P48）やブリッジ（P71）もとても役立ちます。

さらに、ここでは〝ひねり〟も加えてみます。正しいひねり方をマスターすれば、日常動作やスポーツをするときでも背骨を守ることができます。

2

息を吐きながら上半身を後ろにひねる。吸いながら戻る。反対側も同様に。1→2を8～10回目標。

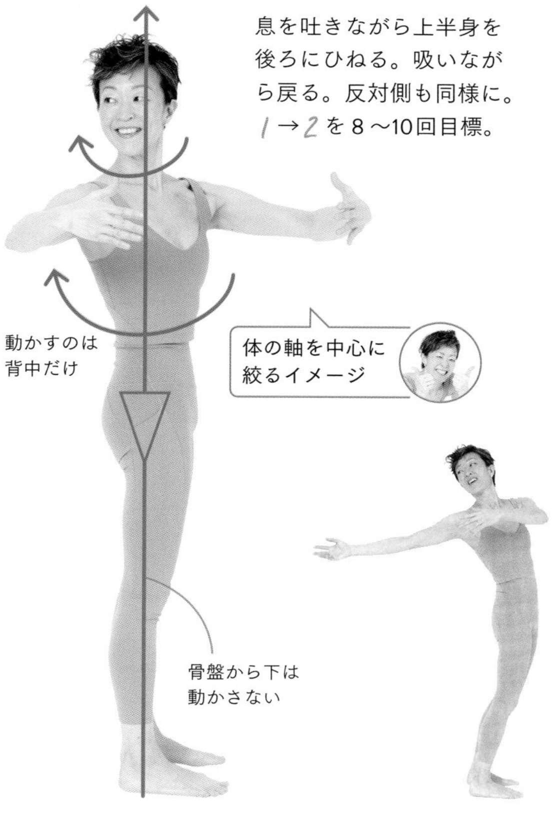
動かすのは
背中だけ
体の軸を中心に
絞るイメージ
骨盤から下は
動かさない

NG ×

軸がずれて腰が反っている。これでは背骨はほぐせない。腕でごまかしているだけ。

\ 座ってできる /

膝曲げスパインツイスト

動画はコチラ！
お悩み6_
不眠・モヤモヤ
（P98-109）

立ってやるより難易度は上がるけれど、
膝は曲げていいから、まっすぐな背骨で
回転することを第一に。イスに座って行ってもOK。

膝を曲げて骨盤の幅に足を開き、
骨盤を立てて座る。腕を肩の高さ
で前に上げる。

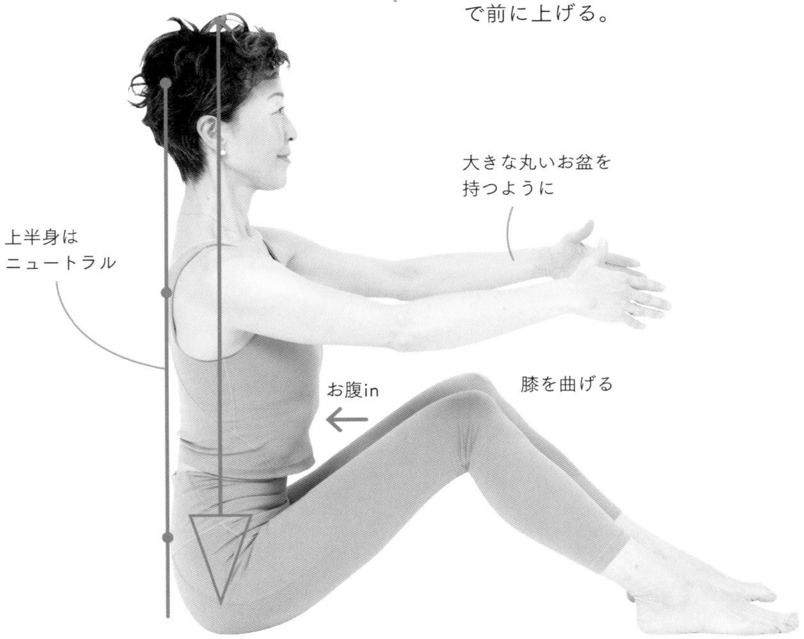
大きな丸いお盆を
持つように
上半身は
ニュートラル
お腹in
膝を曲げる

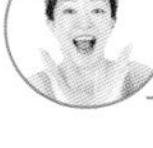

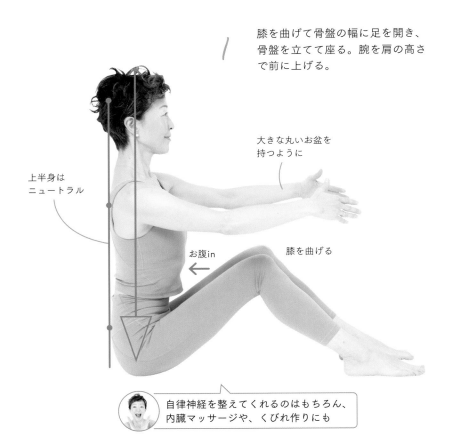

自律神経を整えてくれるのはもちろん、
内臓マッサージや、くびれ作りにも

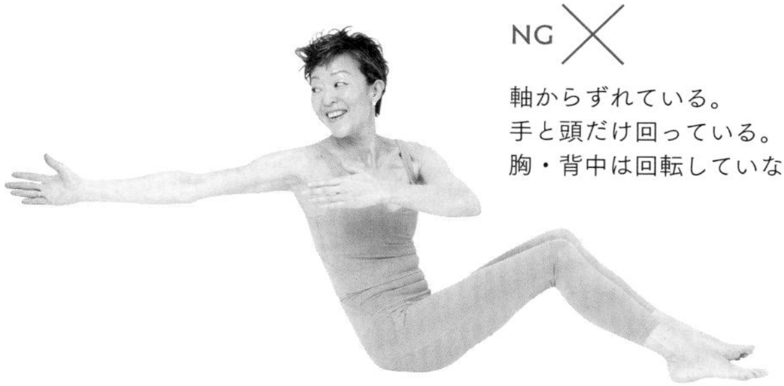

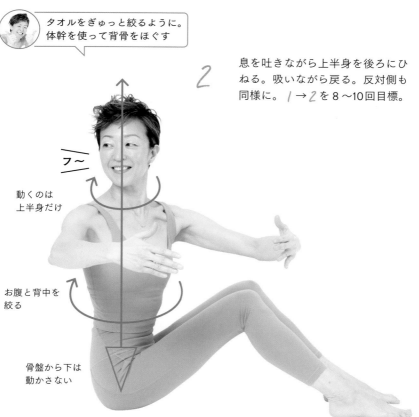

NG ×

軸からずれている。
手と頭だけ回っている。
胸・背中は回転していない。

タオルをぎゅっと絞るように。
体幹を使って背骨をほぐす

2　息を吐きながら上半身を後ろにひねる。吸いながら戻る。反対側も同様に。1→2を8～10回目標。

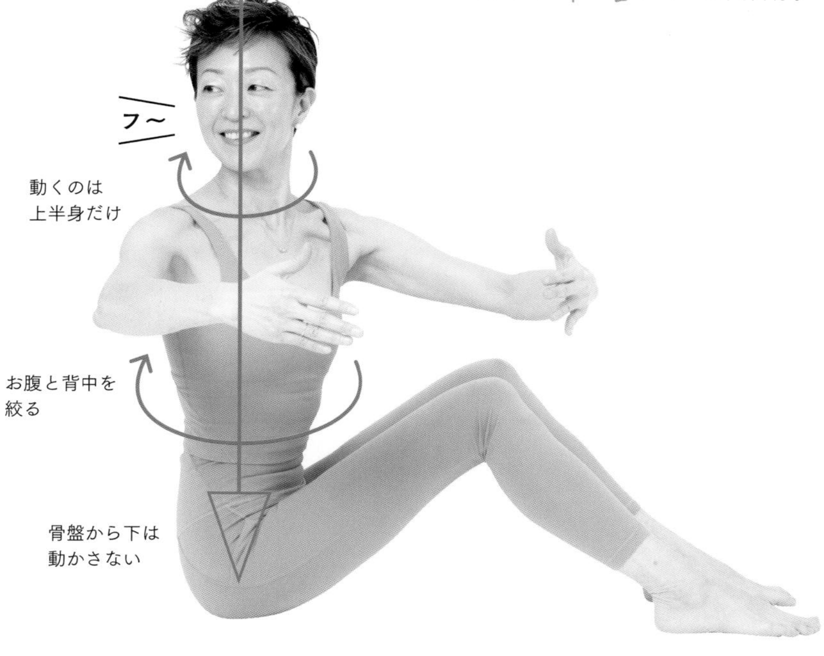
フ～
動くのは
上半身だけ
お腹と背中を
絞る
骨盤から下は
動かさない

＼ さらに上級者に ／

膝伸ばしスパインツイスト

動画はコチラ！
お悩み6＿
不眠・モヤモヤ
（P98-109）

この体勢で正しくひねるためには体幹、
太もも前と裏側の筋肉も総動員。
動きはマイルドですが、よい全身運動になります

腹筋と背筋、大腿四頭筋、
ハムストリングスも使うよ

脚を伸ばしてマット幅くらいに開き、
骨盤を立てて座る。視線は前。腕を
肩の高さで前に上げる。

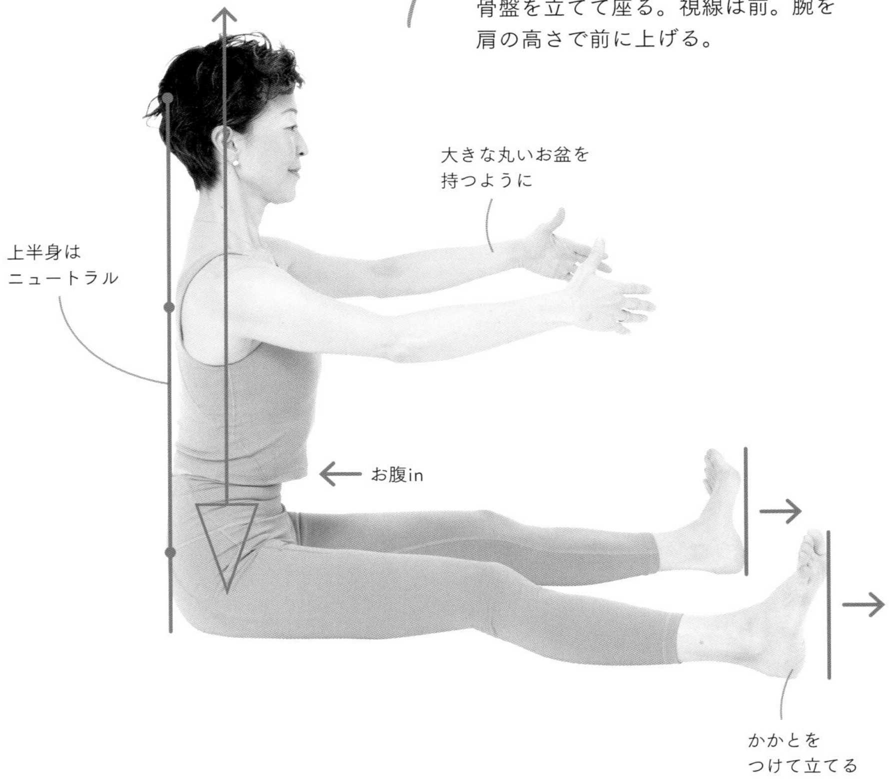

大きな丸いお盆を
持つように
上半身は
ニュートラル
お腹in
かかとを
つけて立てる

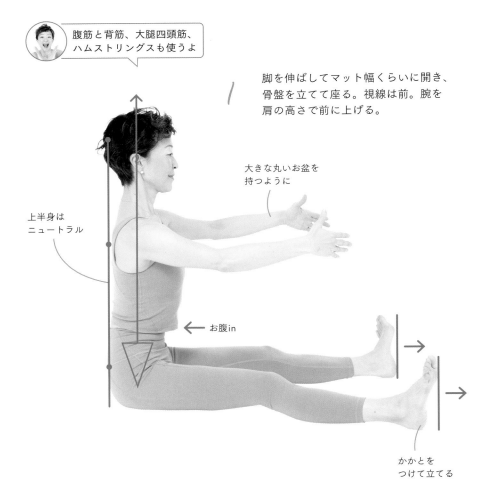

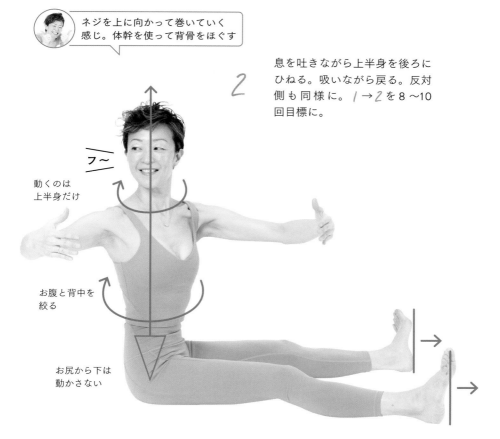

ネジを上に向かって巻いていく
感じ。体幹を使って背骨をほぐす

2 息を吐きながら上半身を後ろにひねる。吸いながら戻る。反対側も同様に。1→2を8～10回目標に。

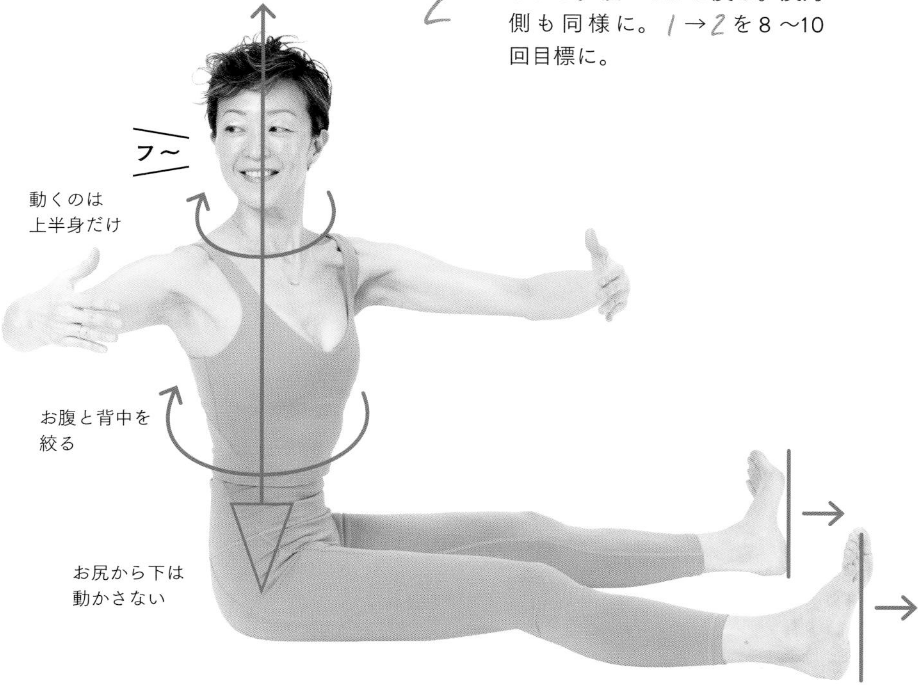

フ～
動くのは
上半身だけ
お腹と背中を
絞る
お尻から下は
動かさない

＼ 左右のバランスが悪い人は ／

立ったまま体側《たいそく》伸ばし

動画はコチラ！
お悩み６_
不眠・モヤモヤ
（P98-109）

肩や腰の高さなどに左右差がある、
最近身長が縮んじゃったという人はこの動きを。
歪みがなくなるので私も常にやっています

ニュートラルな姿勢で立ち（P27、P37）、片手を上に伸ばす。

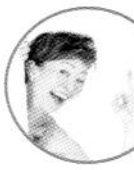
コイルを上に
グーンと伸ばす感じ

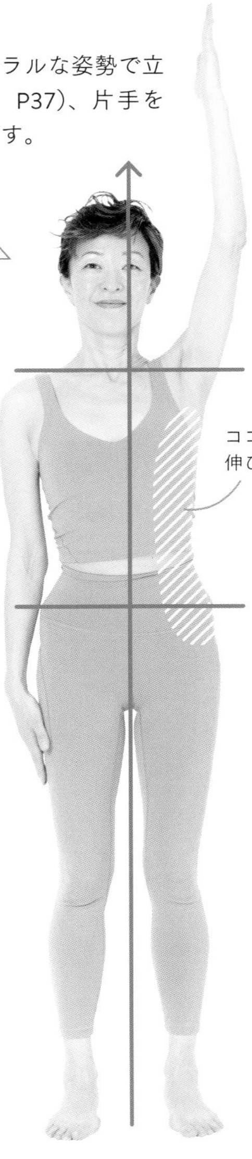

Easy

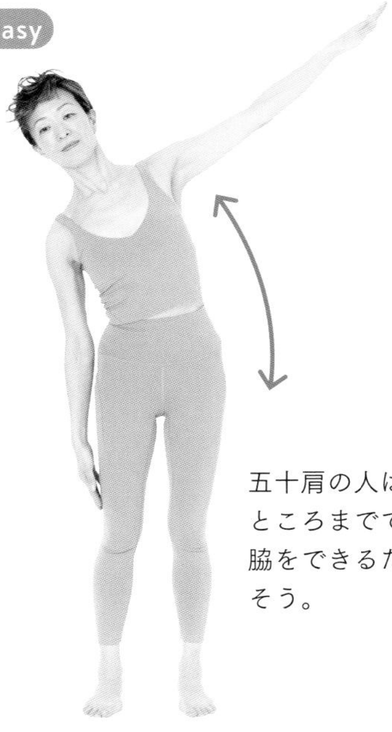

五十肩の人は上がるところまででいい。脇をできるだけ伸ばそう。

2 息を吐きながら上げた手と反対側に体を横に倒す。伸ばしながら体側の筋肉を使っている。吸いながら戻る。反対側も同様に。1→2を8～10回目標。

手で虹の上端を触るように。骨盤がついていかないように、小人たちが引っ張っている感じ

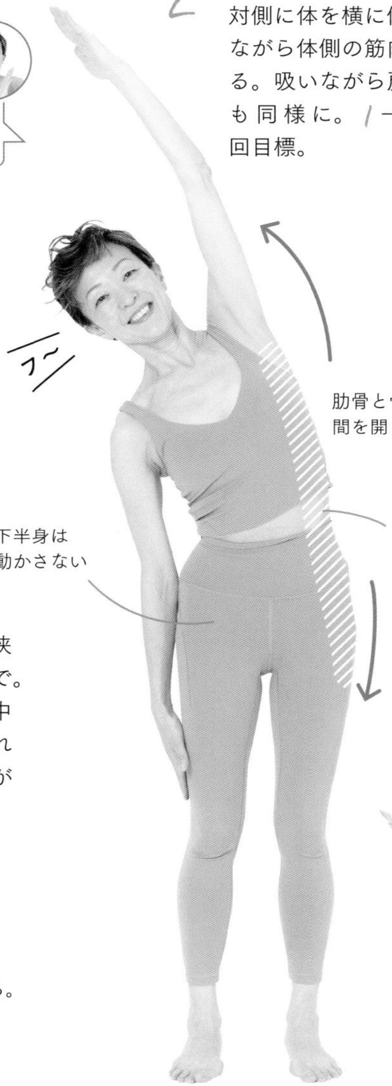
フ～
肋骨と骨盤の間を開く
ココが伸びる！
下半身は動かさない

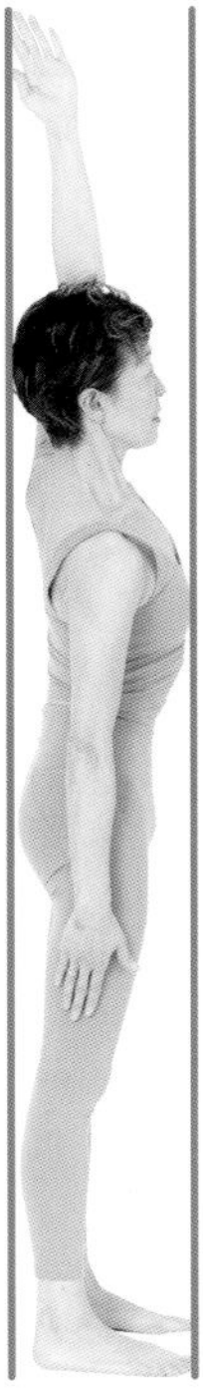

[Side]

体の前と後ろを壁に挟まれているイメージで。その狭いスペースの中で体を動かそうとすればお腹と背中の筋肉が使える。

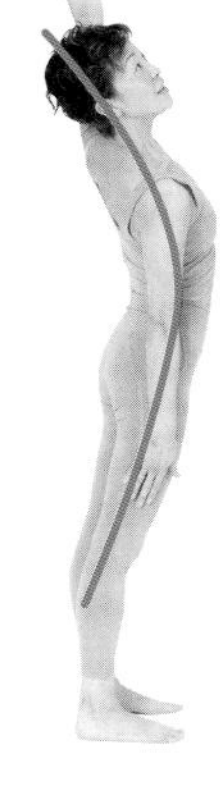

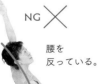

NG ×

腰を反っている。

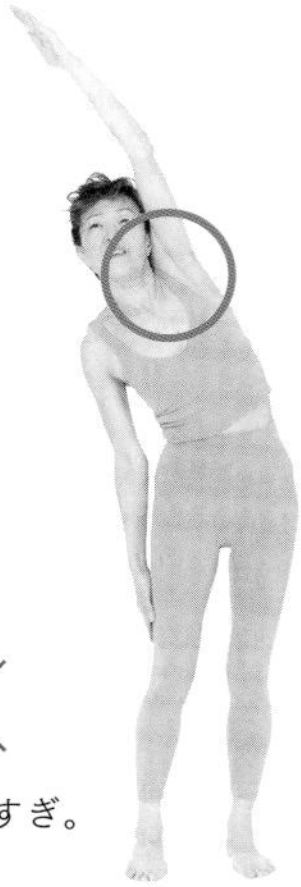

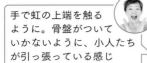

NG ×

肩を上げすぎ。首の横をつぶしている。

＼ 呼吸が浅い人は ／

座って体側伸ばし

動画はコチラ！
お悩み6_
不眠・モヤモヤ
（P98-109）

横方向に背骨のブロックを外しましょう。
肋骨の横が開いて呼吸が深くなります。
肩こり解消やウエストのくびれ作りにも効果的

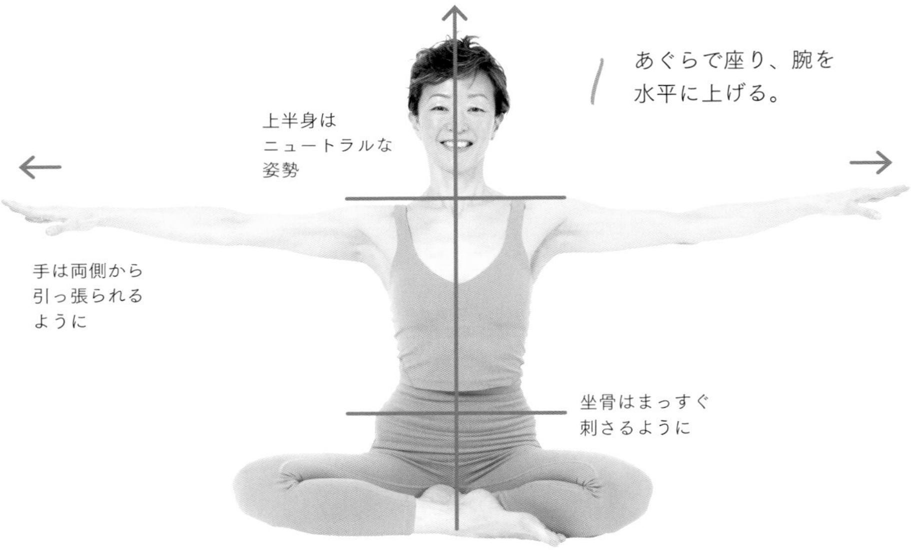
あぐらで座り、腕を
水平に上げる。
上半身は
ニュートラルな
姿勢
手は両側から
引っ張られる
ように
坐骨はまっすぐ
刺さるように

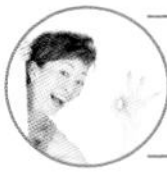

あぐらを組むときは
上にする足をときどき変えよう

2 片手を上に伸ばし、息を吐きながら上げた手と反対側に体を横に倒していく。

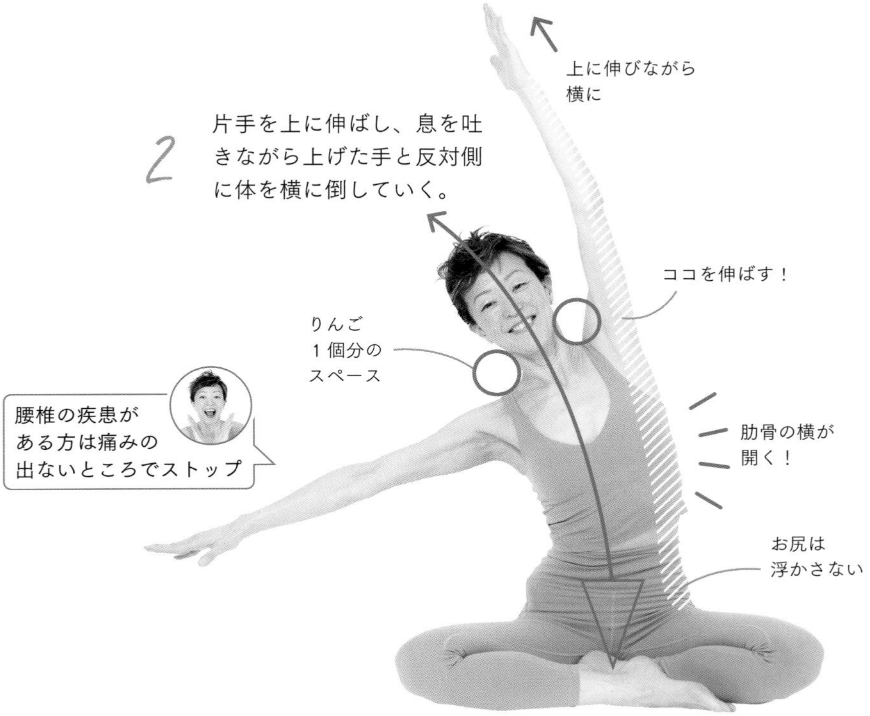
上に伸びながら
横に
ココを伸ばす！
りんご
1個分の
スペース
腰椎の疾患が
ある方は痛みの
出ないところでストップ
肋骨の横が
開く！
お尻は
浮かさない

3 お尻が浮かないギリギリまで倒れたら、息を吸いながら戻る。反対側も同様に。1→3を8～10回目標。

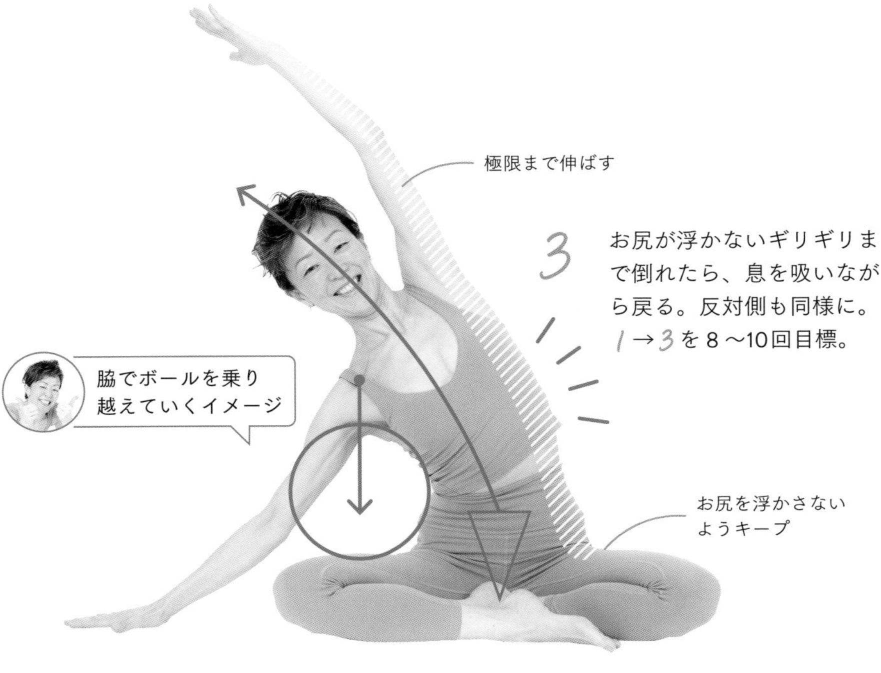
極限まで伸ばす
脇でボールを乗り
越えていくイメージ
お尻を浮かさない
ようキープ

＼ 背骨が解放されてスッキリ ／

座って背中と胸伸ばし

動画はコチラ！
お悩み6_
不眠・モヤモヤ
（P98-109）

直線的なひねりだけでなく3D的なひねりを加えます。
内臓のマッサージにもなり、働きが活性化されます

1 あぐらで座る。P106の3の姿勢から、片手を上に伸ばしてから、息を吸いながら体をひねって斜め上を向く。

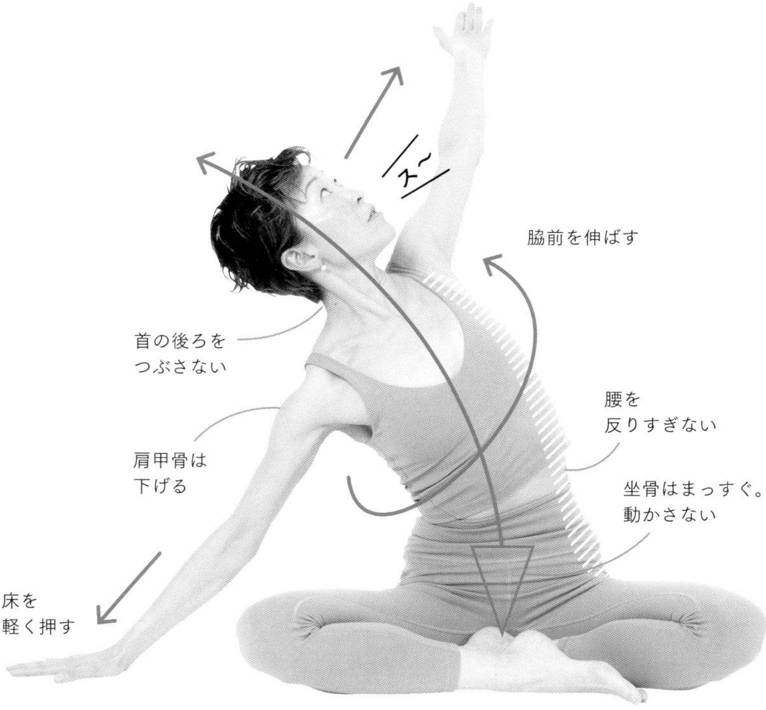
スー
脇前を伸ばす
首の後ろを
つぶさない
腰を
反りすぎない
肩甲骨は
下げる
坐骨はまっすぐ。
動かさない
床を
軽く押す

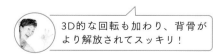

3D的な回転も加わり、背骨が
より解放されてスッキリ！

2 息を吐きながら反対・斜め前に体を倒す。1→2を繰り返す。8～10回を目標。反対側も同様に。

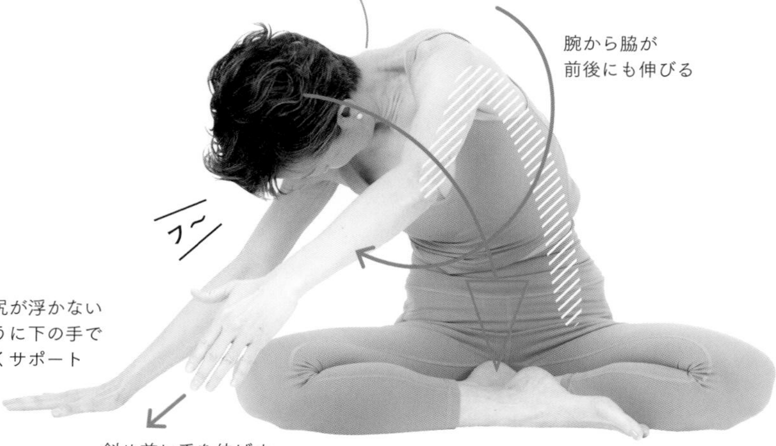
首の後ろも
しっかり伸ばして
腕から脇が
前後にも伸びる
フ〜
お尻が浮かない
ように下の手で
軽くサポート
斜め前に手を伸ばす

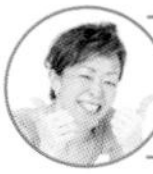

ゴルフをする人にもおすすめ

お悩み 7

「頭痛・眼精疲労」

前頭骨を上げて視神経をゆるめ
脳脊髄液を流す

＼めぐらせる／

前頭骨上げ

動画はコチラ！
お悩み 7 _頭痛
・眼精疲労
（P110 -111）

おでこの骨を上げて頭蓋骨の緊張を取ると、
目のまわりのスペースが開いて疲労物質が溜まりにくい。
顔の筋肉も動きやすくなります

［手を置く位置］

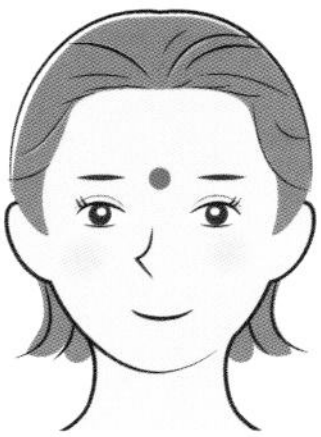

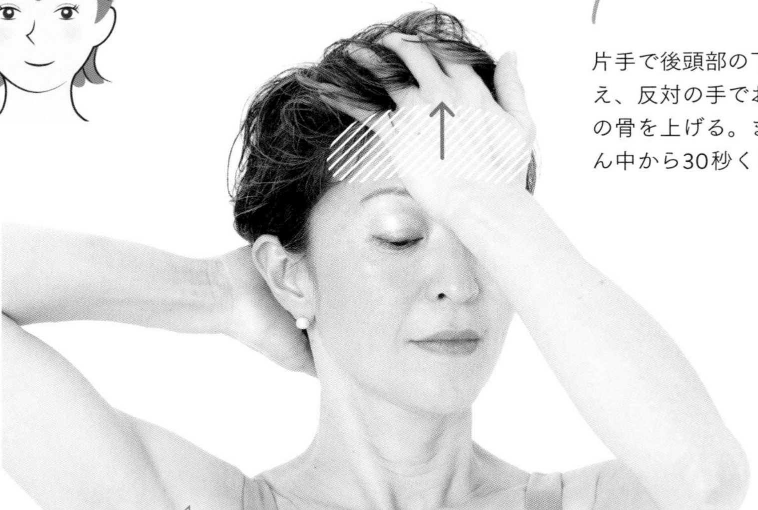

片手で後頭部の下を支え、反対の手でおでこの骨を上げる。まず真ん中から30秒くらい。

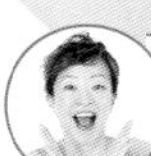

目の力は
抜いてね

頭蓋骨や顔の骨も年齢とともに骨密度が減ってきます。すると、重力で落ちやすくなってくる。そのせいで目のまわりのスペースが狭くなり、血液が流れにくくなります。それが眼精疲労や頭痛の原因になることも。顔の姿勢も正しましょう！

骨という土台が落ちてくると、それにくっついている表情筋も落ちてきます。それがたるみやシワを作りやすくなります。

また、脳脊髄液という頭蓋と背骨を行き来している液体が滞って栄養が循環しにくくなります。脳脊髄液は別名〝天然の美容液〟。使えないのは残念！

［手を置く位置］

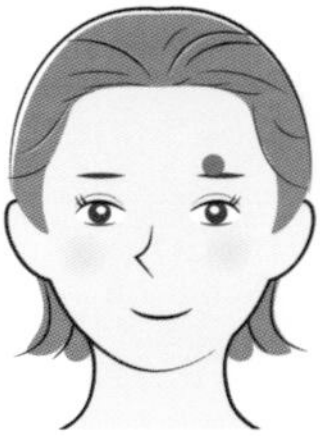

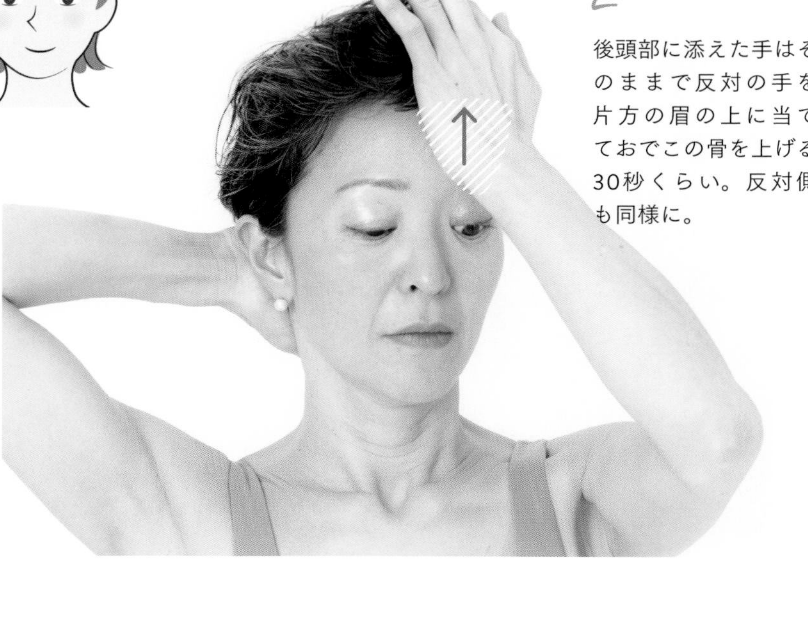

2

後頭部に添えた手はそのままで反対の手を片方の眉の上に当てておでこの骨を上げる。30秒くらい。反対側も同様に。

お悩み 8

「目のたるみ」

目のグーパー運動で
目のまわりの筋肉を鍛える

＼ まぶたの筋肉がゆるんだしじみ目さんに ／

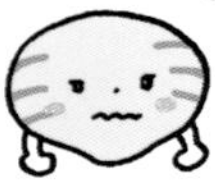

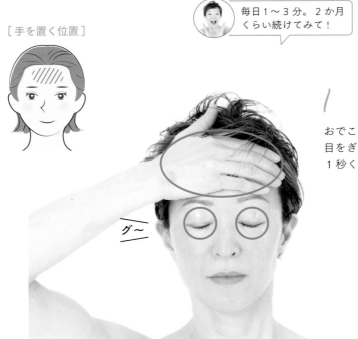

目のグーパー運動

動画はコチラ！
お悩み８＿
目のたるみ
（P112-115）

おでこの筋肉は動かさず、まぶただけを使うようにすると、
まぶたの表と裏側にある筋肉が鍛えられます

毎日１～３分。２か月
くらい続けてみて！

［手を置く位置］

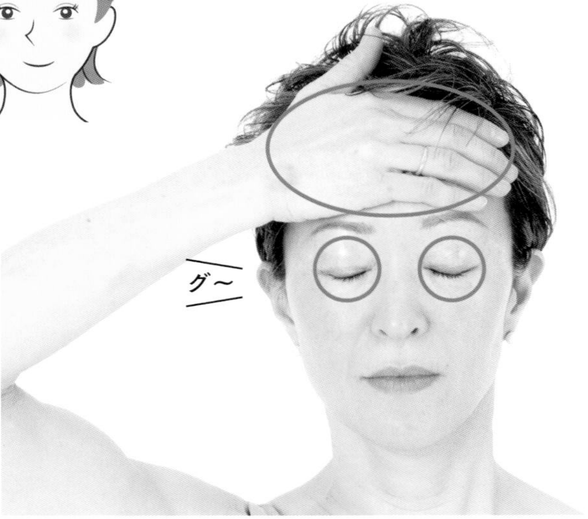

1

おでこに手を添えて、
目をぎゅっと閉じる。
１秒くらい。

おでこの骨を上げた後に、顔の筋肉、表情筋を鍛えましょう。まずは目のまわりから。

まぶたを閉じたり開いたりするのも筋肉です。ということは、いくつからでも鍛えられる！

特に閉じる方の筋肉（眼輪筋）が衰えると、眼球のまわりの脂肪がせき止められなくなります。それがたるみを作り、目の疲れや頭痛といった症状に現れるので、この脂肪を取る手術をする方も結構多いですよね。けれど、またしばらくすると脂肪は溜まります。だから、予防にも改善にも、目の筋トレがおすすめ。視力アップにも効果があるかも。

［手を置く位置］　眼輪筋

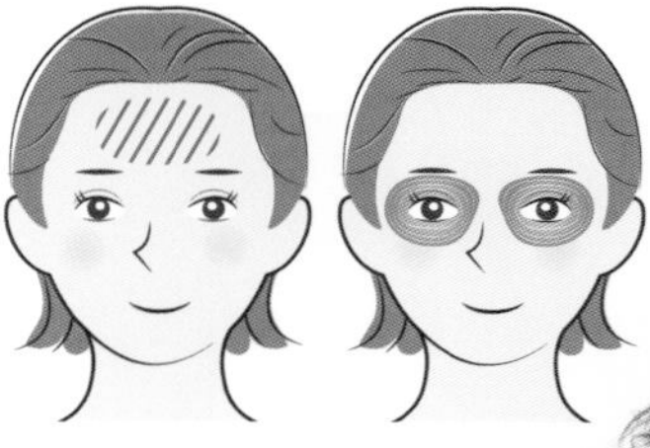

2

目をぱっちり開く。1秒くらい。慣れたら速く。閉じて開いてグーパーグーパー。10回くらい。

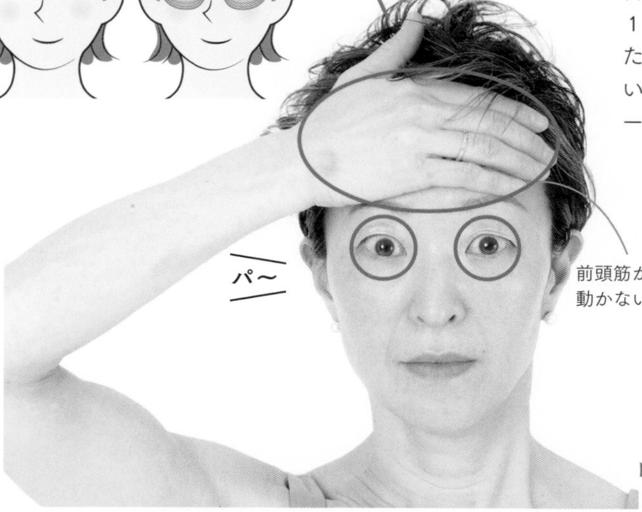

NG ×

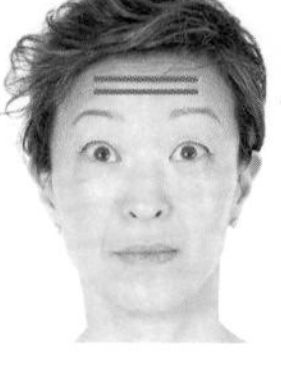

おでこにシワが寄るのは前頭筋を使いすぎ。

＼ たるみやクマに ／

下まぶたの運動

動画はコチラ！
お悩み８＿
目のたるみ
（P112-115）

たるみやクマの解消には下まぶたも鍛えましょう。
だんだんできるようになってくるから諦めないで

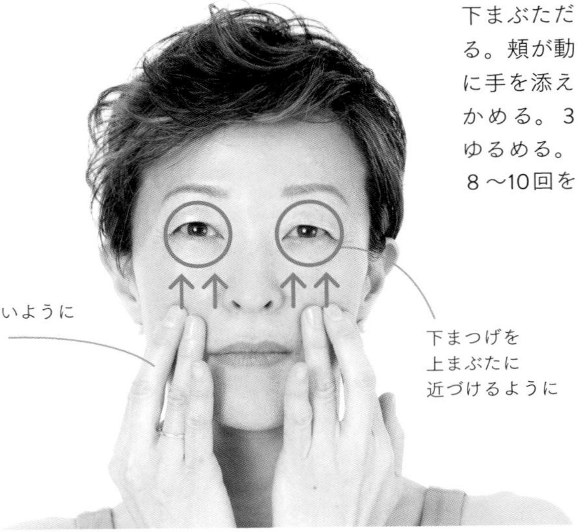

下まぶただけ上に上げる。頬が動かないように手を添えておく。しかめる。３秒くらい。ゆるめる。３秒くらい。８〜10回を目標に。

頬を動かさないように
手で確かめる

下まつげを
上まぶたに
近づけるように

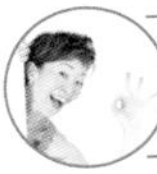

近眼の人が目を
しかめるときの感じ

NG ×

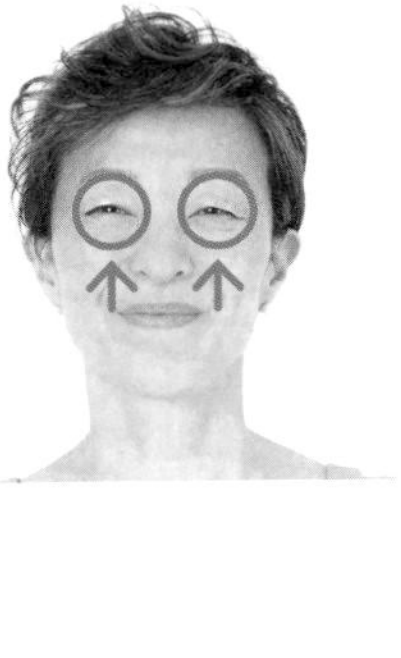

頬ごと上げると
眼輪筋は
動かない。

Column

頭蓋骨と表情筋、目の下の脂肪

前述のように、年齢とともに骨密度が減り、頭蓋骨を覆っている表情筋が垂れ下がるため、土台となる頭蓋骨を上げ、表情筋を鍛えることが必要です。頭蓋骨は、パズルのピースのように組み合わさっており、その上をさまざまな表情筋が覆っています。これらの骨や表情筋の場所やしくみを知って、細やかに刺激するようにします。

目の下の脂肪は、正常な状態（右上の図）から、弱くなった眼輪筋が脂肪をせき止められなくなって下がります（右下の図）。脂肪を取っても再び流れ出てくるばかりか、眼球の上のスペースが空いて上まぶたが落ち窪むこともあるので、眼輪筋を鍛えることが先決です。

頭蓋骨

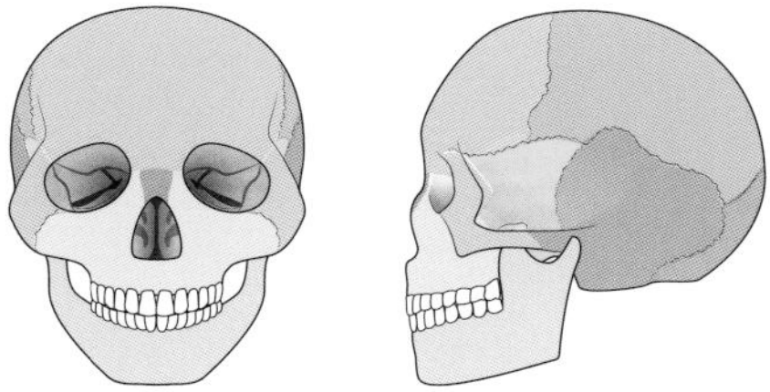

目の下の脂肪（正常）

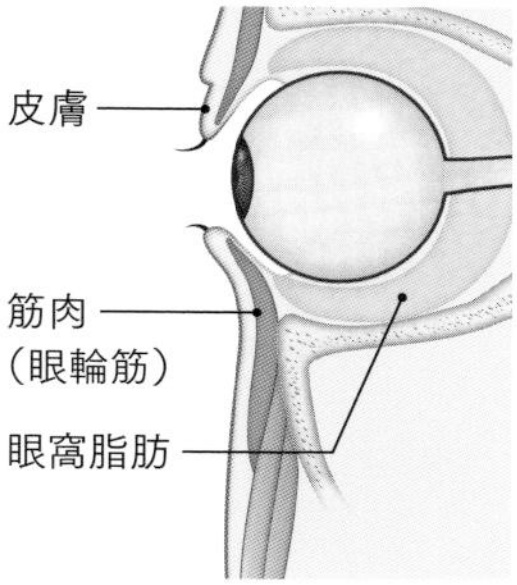
皮膚
筋肉
（眼輪筋）
眼窩脂肪

表情筋

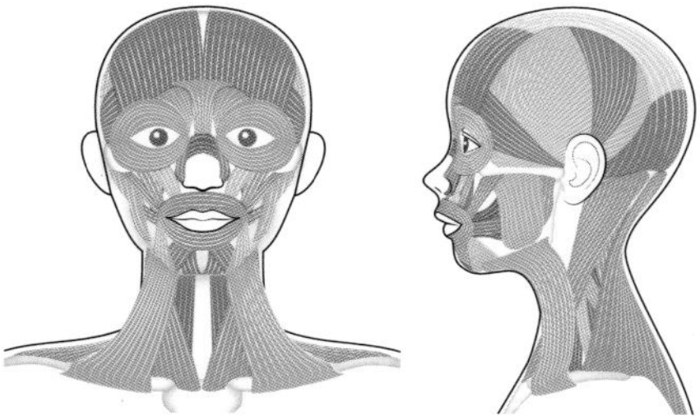

目の下の脂肪（異常）

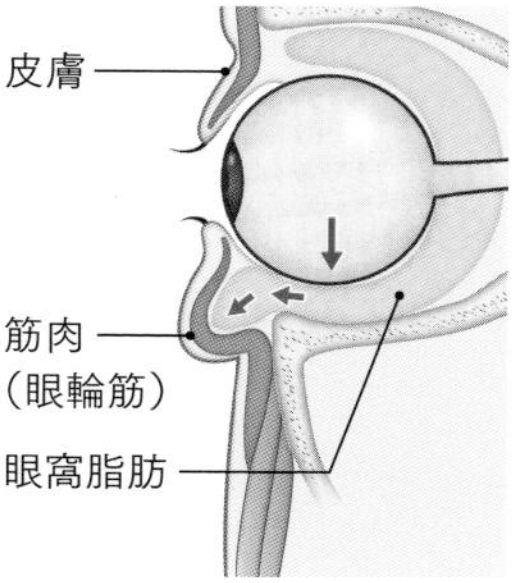
皮膚
筋肉
（眼輪筋）
眼窩脂肪

お悩み9

「体力減退」

全身の自重運動で持久力をつける

姿勢が悪くて体が歪んでいると、すぐに疲れて、どこかが痛くなったりします。そうすると動く気も失せて悪循環。筋力、骨密度、持久力、代謝がダウンして余計に疲れを感じます。「年だから」「体質だから仕方ない」と思っていたかもしれませんが、そんなことはありません。体全体の骨や筋肉を上手に使って動く感覚がつかめると「あれ!?　こんなにラクでいいの？」とうれしい驚きがあるはずです。

ここまでのエクササイズに慣れてきたら、その日はもう間近。最後に、全身を一気に鍛えるトレーニングも紹介します。

OK ○

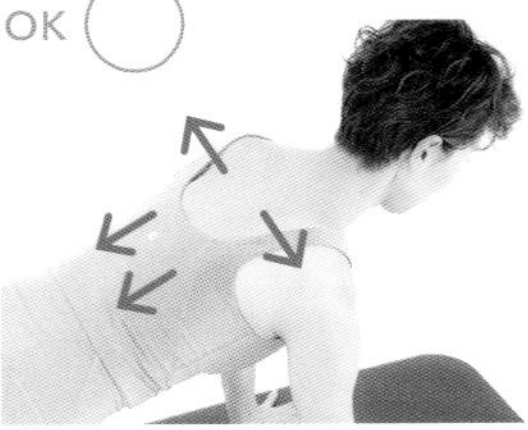

肩甲骨の間が伸びている。
シワなし。
肩甲骨が下がっている。

NG ×

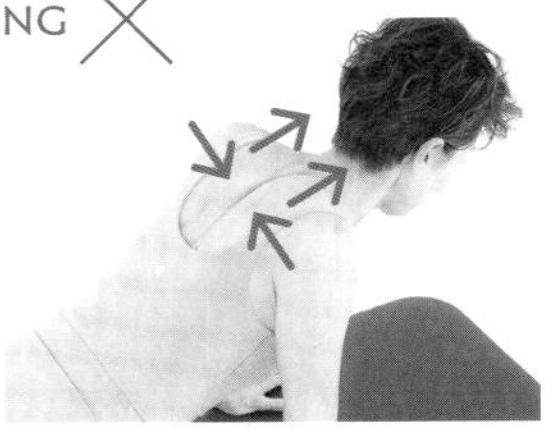

肩甲骨を寄せすぎ。
シワができている。
肩甲骨が上がっている。

NG ×

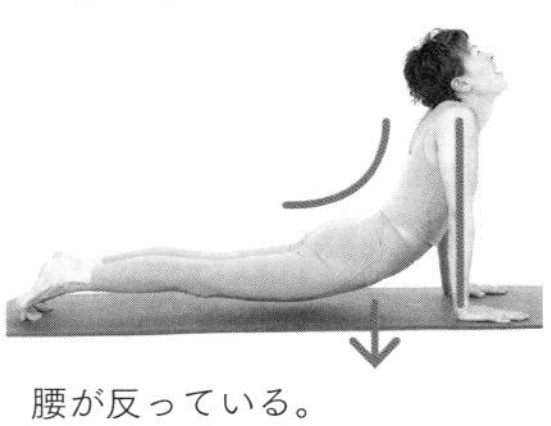

腰が反っている。
お腹が抜けている。
首が縮んでいる。
肘がロック（P52）。

動画はコチラ！
お悩み9_
体力減退
（P116-119）

＼ 体力づくりにおすすめ1 ／

プランク

できる範囲で大丈夫。このプランクもキツければ
クアドロペット（P45）の体勢をしてみてください。
どちらも素晴らしい全身運動です

難易度1

手は肩幅くらいに、膝は骨盤の幅に広げて床につける。足を上げてクロスする。呼吸しながら20～30秒を目標に。

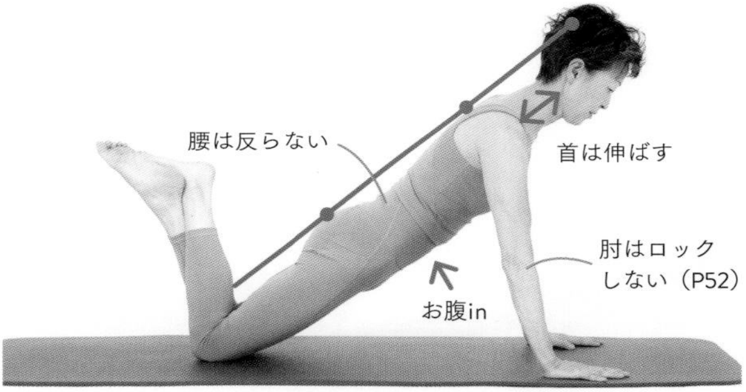
腰は反らない
首は伸ばす
肘はロックしない（P52）
お腹in

難易度2

手は肩幅くらいに開き、膝を伸ばして爪先をつける（腕立て前の体勢）。呼吸しながら20～30秒を目標に。

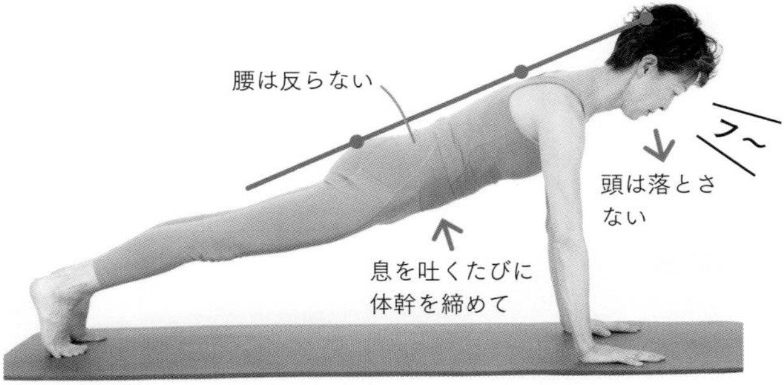
腰は反らない
フ〜
頭は落とさない
息を吐くたびに体幹を締めて

難易度3

手は肩幅くらいに開いて肘をつき、膝を伸ばして爪先をつける。呼吸しながら30秒を目標に。

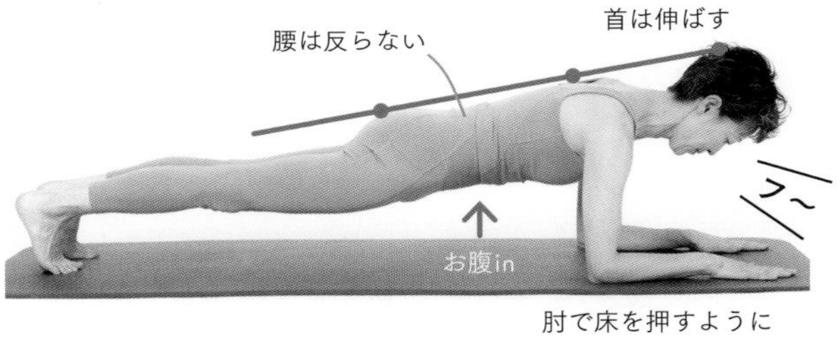
首は伸ばす
腰は反らない
フ〜
お腹in
肘で床を押すように

＼ 体力づくりにおすすめ 2 ／

膝つきサイドプランク

動画はコチラ！
お悩み9_
体力減退
（P116-119）

体の前側も背中側も体側《たいそく》も、お尻も脚も腕も体幹も
すべて使う自重エクササイズのキング。
膝のサポートがあるので比較的やりやすい

1

片方の肘を肩の下につき、
脚を重ねて膝を曲げる。

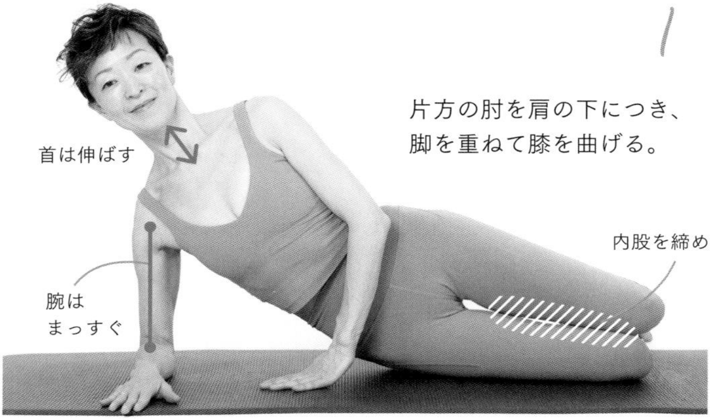

首は伸ばす
腕は
まっすぐ
内股を締める

2

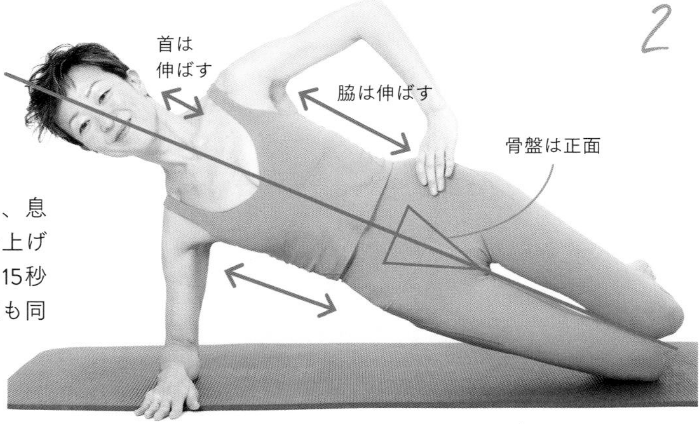

背骨は
ニュートラル
首は
伸ばす
脇は伸ばす
骨盤は正面

上の手を腰に当て、息を吐きながら腰を上げる。呼吸しながら15秒を目標に。反対側も同様に。

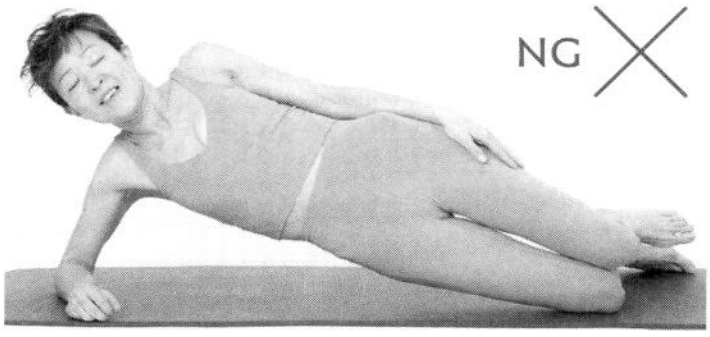

NG

肘の位置が肩の下から
ずれている。
首が縮んでいる。

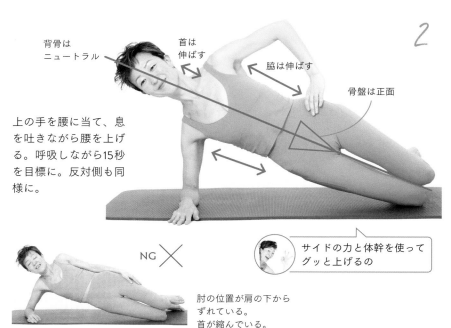

サイドの力と体幹を使って
グッと上げるの

動画はコチラ！
お悩み9_
体力減退
（P116-119）

＼体力づくりにおすすめ3／

膝伸ばしサイドプランク

短時間でパッと全身を鍛えたいときは、これ。
そのぶんキツイ。体幹をちゃんと使えていないと思ったら
膝つきバージョン（P118）に戻りましょう

1

片方の肘を肩の下につき、もう一方の手は腰に。脚を重ねて膝を伸ばす。

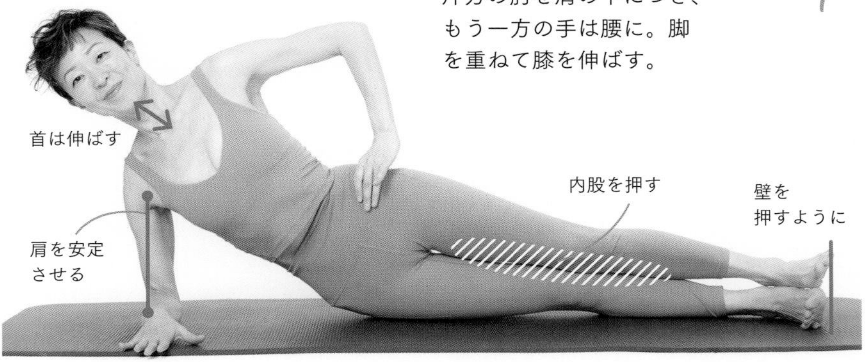
首は伸ばす
肩を安定させる
内股を押す
壁を押すように

2

息を吐きながら腰を上げる。
呼吸しながら5秒を目標に。
反対側も同様に。

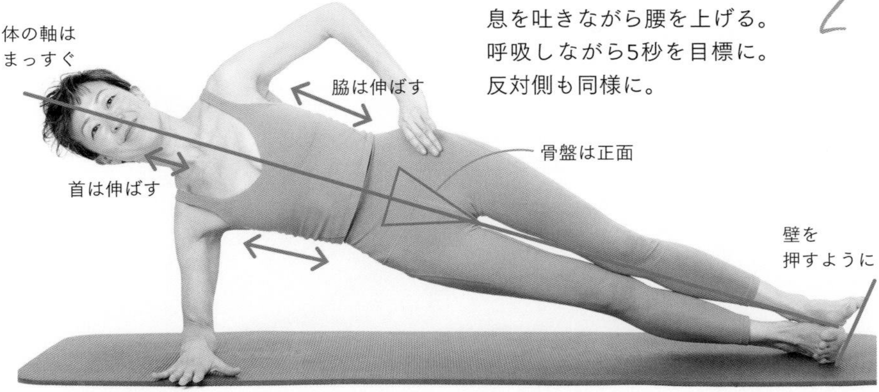
体の軸はまっすぐ
脇は伸ばす
骨盤は正面
首は伸ばす
壁を押すように

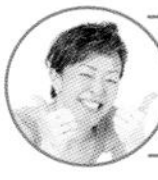

触れているのは足の側面だけ。
体幹と内股を使って、くるぶしも上げる

Column

究極のストレッチ ヤムナボディローリング

ピラティスをやろう、特にこの大人向けピラティスならできそうだという方は、何かしら問題や痛みを抱えているんじゃないかと思います。私自身がそうでしたし、集まってくれる生徒さんたちも同じでした。無理なく痛みを取って、早く結果を出したい。そこで見つけたのがヤムナボディローリング(以下略称/ヤムナ)でした。

これはヤムナ・ゼイクさんというトレーナーが確立したメソッドで、専用のボールに体をのせながら全身の骨と筋肉をセルフケアできます。体の動きと解放を導きながら骨格や関節のスペースを正しい位置へと戻し、そのうえで筋肉を、まるでアイロンがけのように伸ばせます。

これをした後にピラティスを行うと本当にやりやすい。そして、ピラティスで鍛えた後にヤムナに戻ると癒やされます。やってみると皆さん病みつきになるので、「続けてもらう方法はないかな?」と考えて、私はピラティスとヤムナを組み合わせたオンラインサロンを始めました。ヤムナで癒やしながら骨格を矯正し、筋肉を伸ばす。ピラティスで姿勢を整えて筋力をつける。ヤムナとピラティスは最高のコンビネーションだと思っています。

もちろんピラティスだけでも十

ヤムナのメソッドはマイルドですが、骨という大切な体の部分にアプローチするワークです。専用ボールもいくつかタイプがあり、細かな禁忌事項もあるので、必ず自己流ではなく、私を含めた資格者の指導のもとで始めてくださいね。
詳しくは「ヤムナジャパン」
https://yamunajapan.jp/

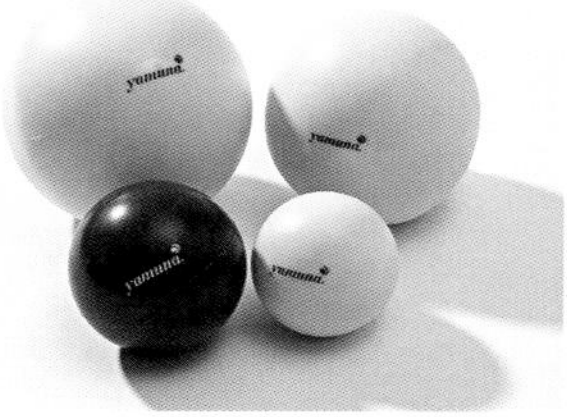

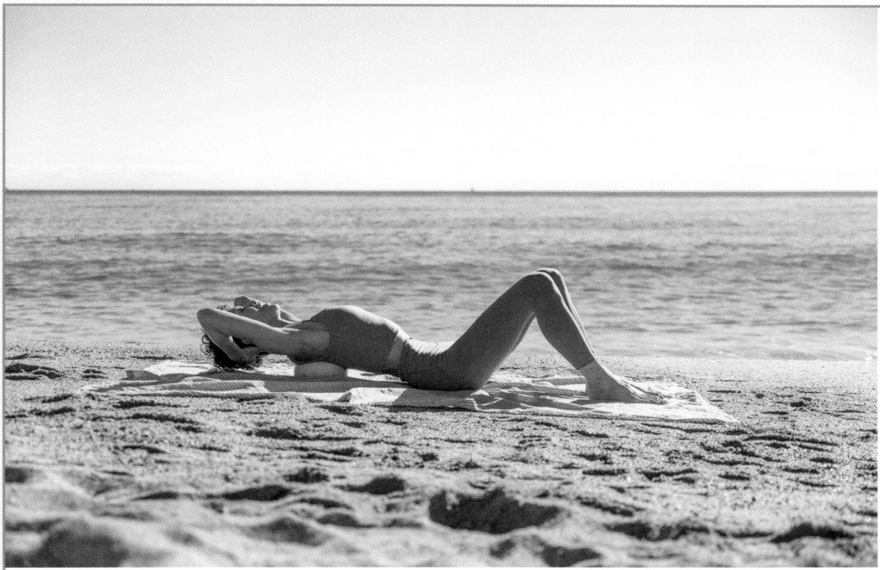

分、体は変わるのでご安心ください。そして、この本ではストレッチとピラティスという、もう一つのコンビネーションもお伝えしてきました。ぜひ、続けてくださいね。でも、もしもストレッチさえキツイ、やる気が起きない、どうも変化が感じられない、というときは、そこにもう一つ、よかったらヤムナという選択肢も検討してみてください。

　私も気持ちが落ちた時期、しばらく何もできなくて、このボールを当てて呼吸だけしながら自分を癒やした経験があります。

　がんばるだけが最善の道じゃない。人生も体も同じですよね。

ヤムナに興味のある方へ

私のオンラインサロンでは、骨、筋肉、癒やしをテーマにピラティスとヤムナメソッドを提供しています。参加者にはパールボール（全身用／P120の写真左上）と黒ボール（深層部用）をプレゼントし、初めてヤムナをやる方もすぐに始められるように用意しています。
興味のある方は「NOBIオンラインサロン」
https://nobi-online.com

＼ 猫背・不眠・自律神経の不調解消におすすめ ／

背骨のワーク

動画はコチラ！
ヤムナボディ
ローリング
（P120-127）

ゆっくり呼吸しながら背骨の
一つひとつに深くアプローチし、
ほぐし、脊椎間のスペースを開いてくれます。

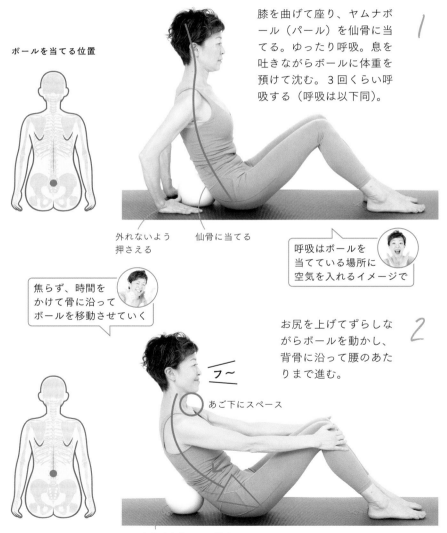

ボールを当てる位置

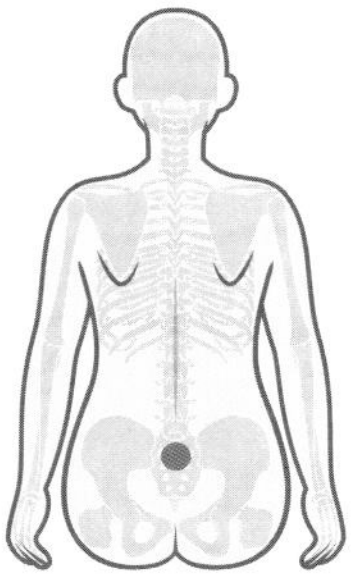

1

膝を曲げて座り、ヤムナボール（パール）を仙骨に当てる。ゆったり呼吸。息を吐きながらボールに体重を預けて沈む。３回くらい呼吸する（呼吸は以下同）。

外れないよう
押さえる

仙骨に当てる

呼吸はボールを
当てている場所に
空気を入れるイメージで

焦らず、時間を
かけて骨に沿って
ボールを移動させていく

2

お尻を上げてずらしながらボールを動かし、背骨に沿って腰のあたりまで進む。

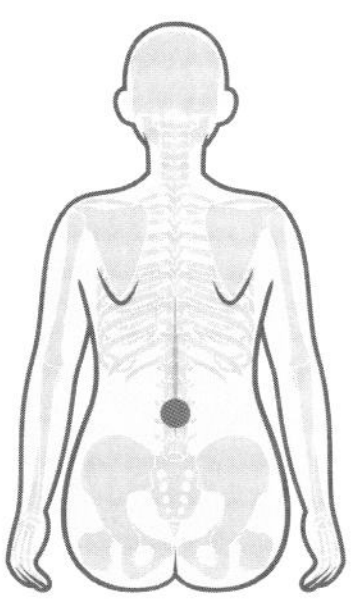

息を吐きながらお腹を
ボールに近づける

ボールを当てる位置

3

さらにボールを動かし、肩甲骨の下あたり（みぞおちの裏）まで進む。

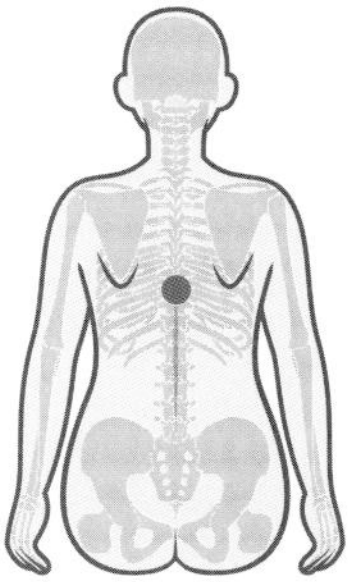

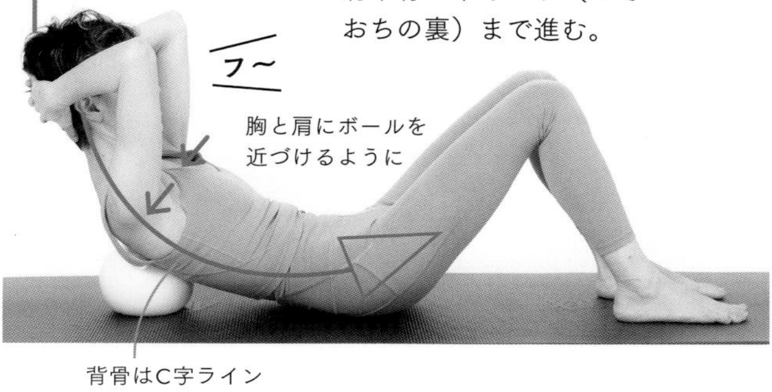
頭を上方に
引っ張るように
フ〜
胸と肩にボールを
近づけるように
背骨はC字ライン

4

肩甲骨の間まで進み、C字ラインの背骨のままボールに沈む。

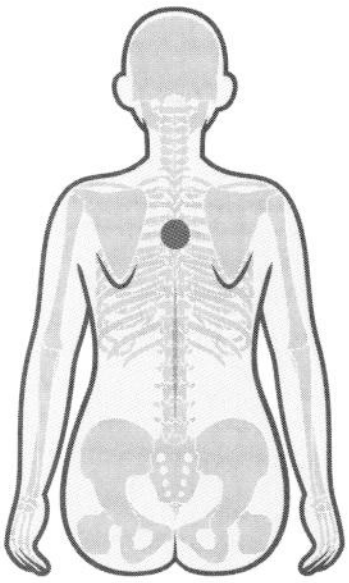

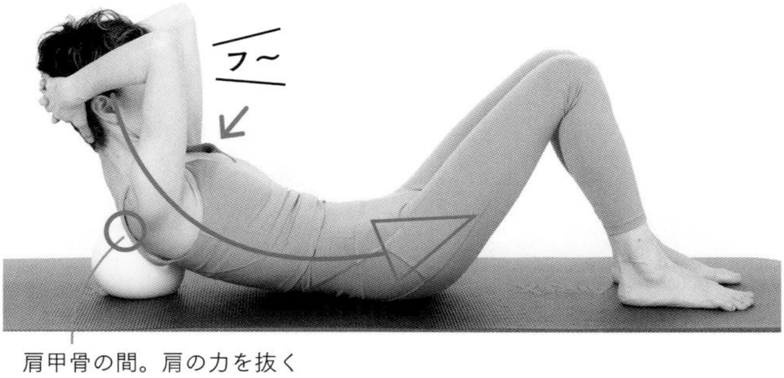
フ〜
肩甲骨の間。肩の力を抜く

5

両手で後頭部を上方そして後方へ引き延ばしボールに沈む。

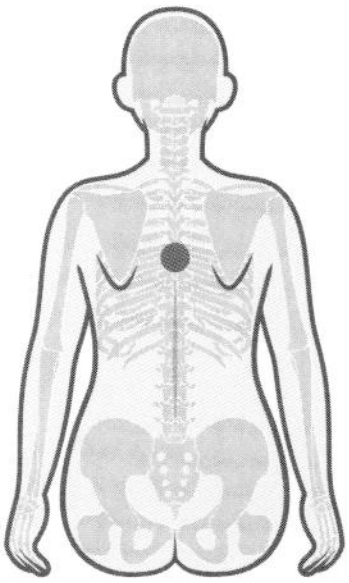

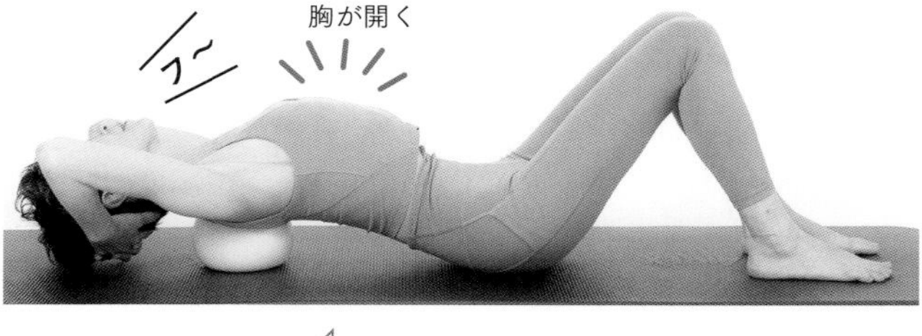
フ〜
胸が開く

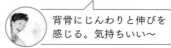

背骨にじんわりと伸びを感じる。気持ちいい〜

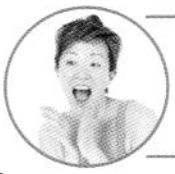

この骨がストレートネックさんは出やすい。そこに当ててみて

6

首の付け根に出ている骨のあたり（胸椎と頸椎の境）に当てる。

ボールを当てる位置

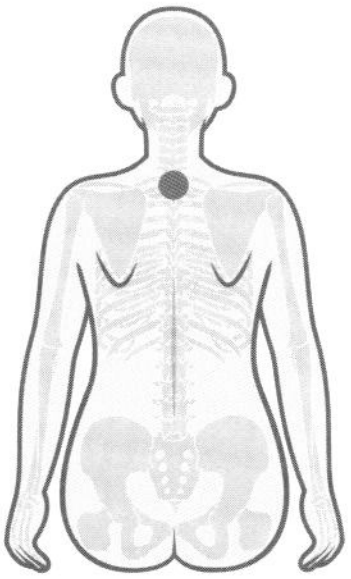

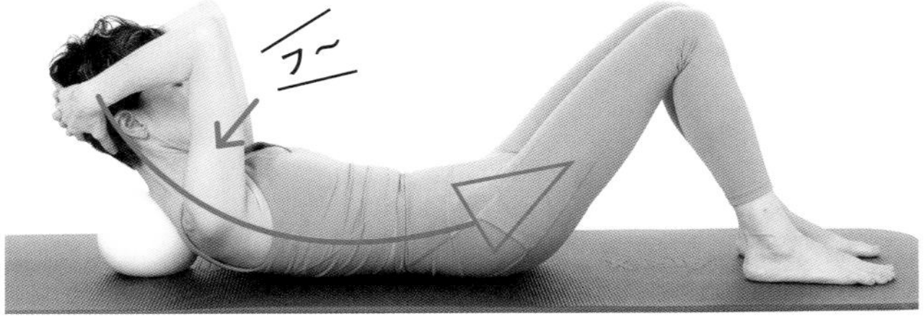

フ〜

7

お尻を動かして、後頭部のうなじのあたりにボールを進めていく。

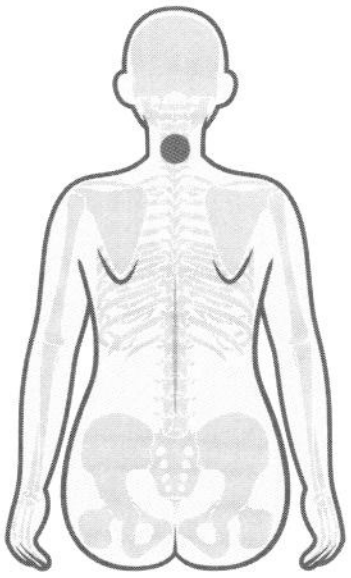

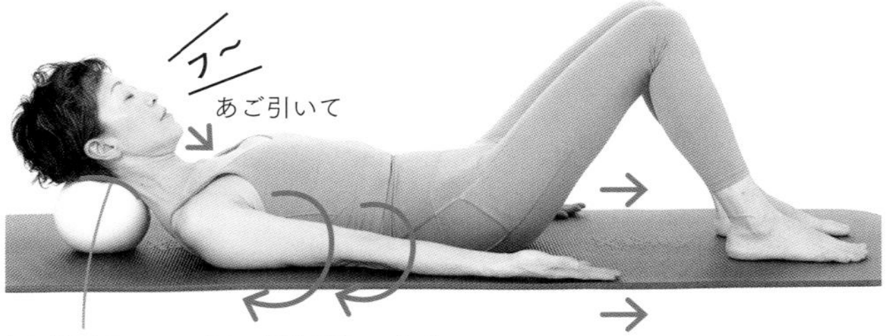

フ〜
あご引いて
頸椎のカーブをボールに当てる
肩・腕を床につける

8

後頭部のもう少し上までボールを進める。

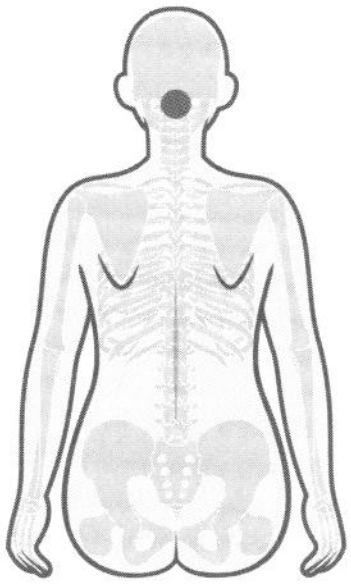

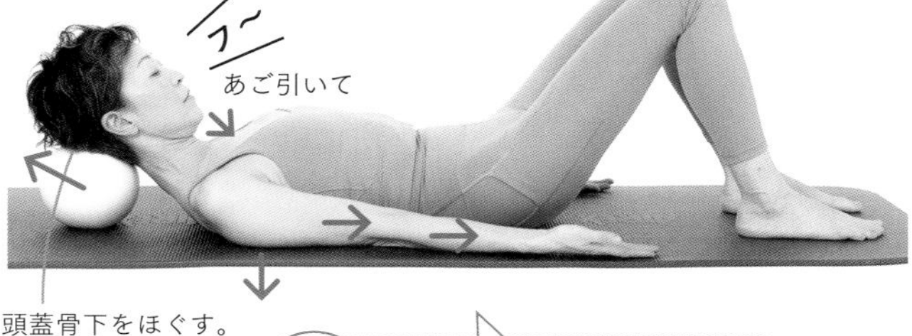

フ〜
あご引いて
頭蓋骨下をほぐす。
頭をマッサージ

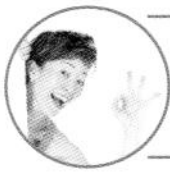

だんだん眠くなってくる。自律神経が整ってきた証拠

動画はコチラ！
ヤムナボディ
ローリング
（P120-127）

＼猫背・ストレートネックにおすすめ／

胸から肩のワーク

骨、筋肉、腱、神経、筋膜すべてのワークになる。
胸が縮こまりがちな猫背さんも、
これで大胸筋を大きく広げられます

＊本は短縮バージョン、動画はロングバージョンになっています

ボールを当てる位置

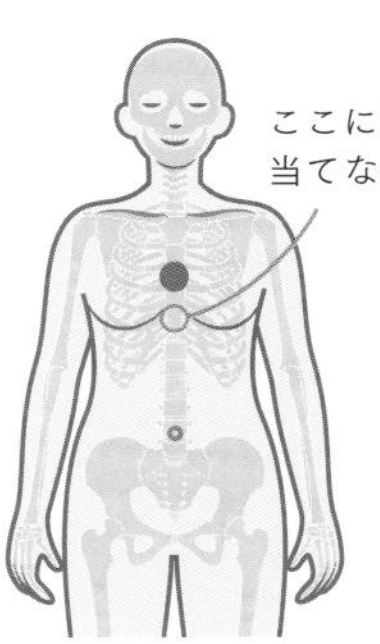
ここには
当てない

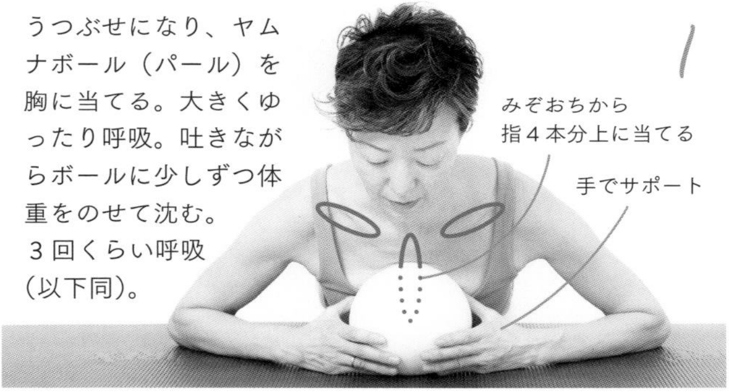
1
みぞおちから
指４本分上に当てる
手でサポート

うつぶせになり、ヤムナボール（パール）を胸に当てる。大きくゆったり呼吸。吐きながらボールに少しずつ体重をのせて沈む。
３回くらい呼吸
（以下同）。

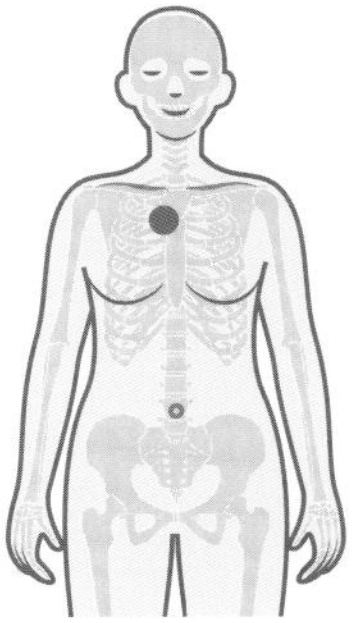

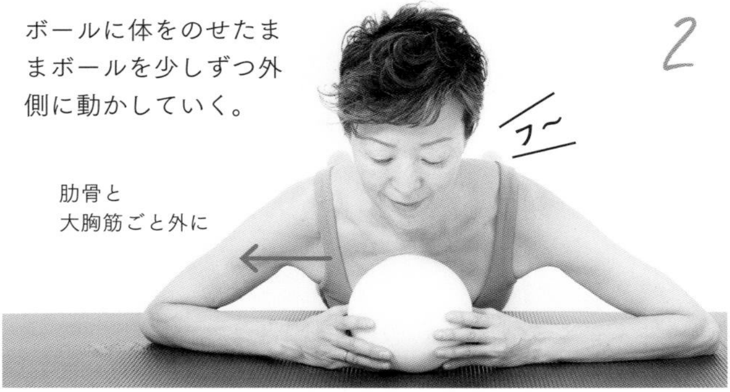
2
フ～
肋骨と
大胸筋ごと外に

ボールに体をのせたままボールを少しずつ外側に動かしていく。

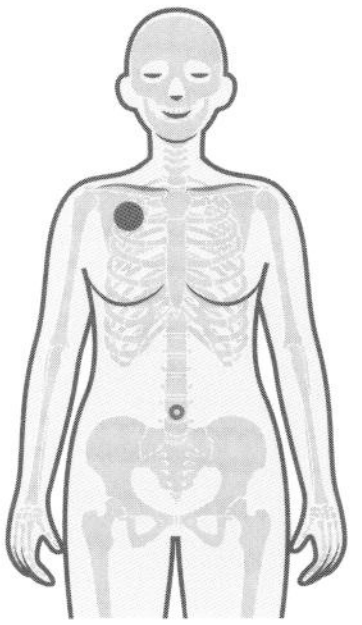

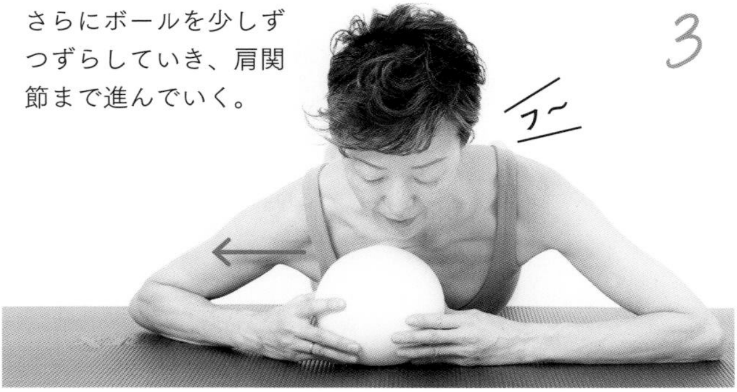
3
フ～

さらにボールを少しずつずらしていき、肩関節まで進んでいく。

ボールを当てる位置

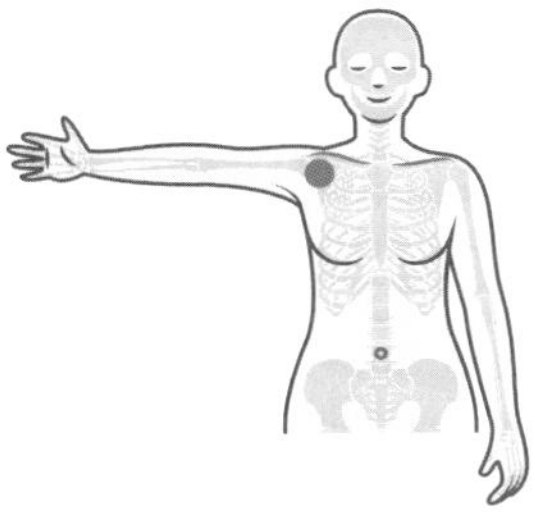

4

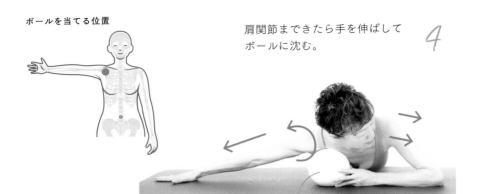

肩関節まできたら手を伸ばして
ボールに沈む。

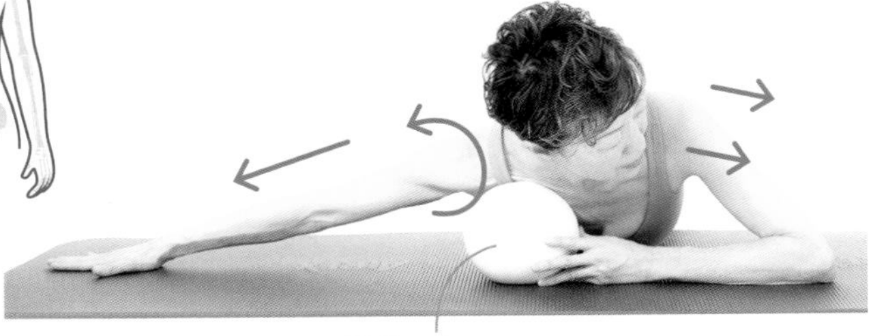

肩関節に当てる

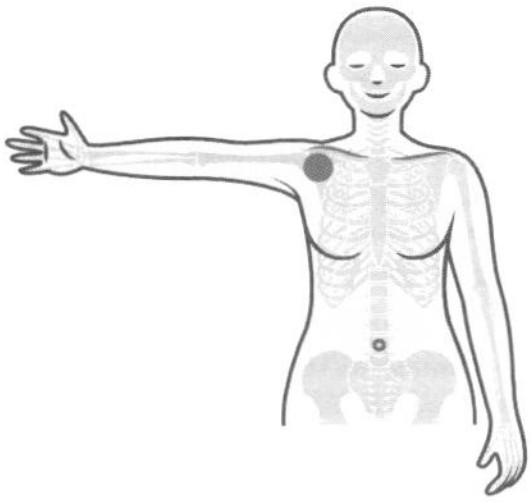

5

腕と反対側の向きに体を回転させてボール
に沈む。もう一方の手でバランスをとる。

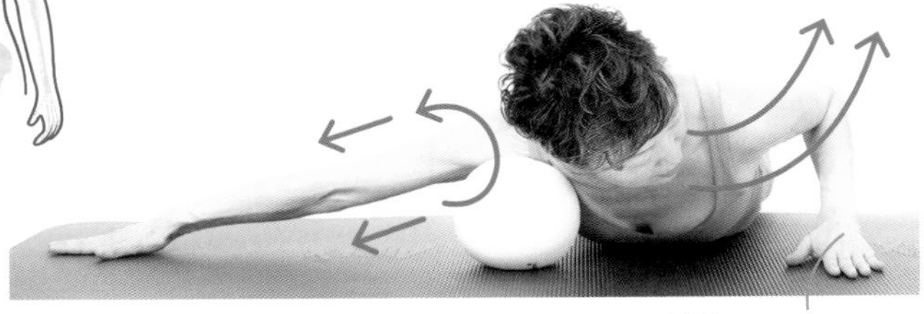

反対側の手で支える

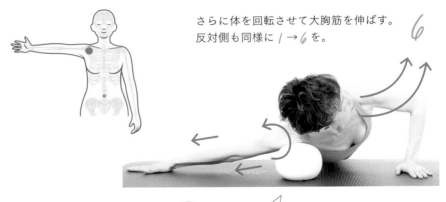

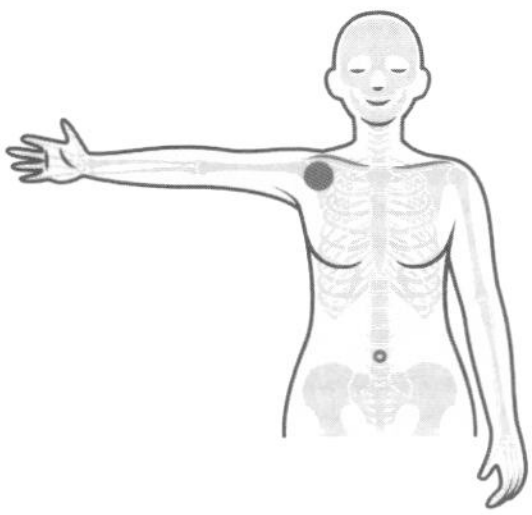

6

さらに体を回転させて大胸筋を伸ばす。
反対側も同様に1→6を。

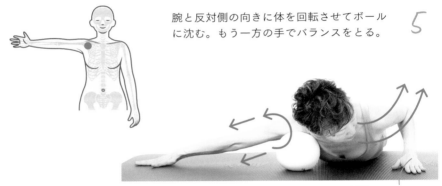

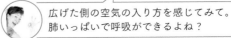

広げた側の空気の入り方を感じてみて。
肺いっぱいで呼吸ができるよね？

動画はコチラ！
ヤムナボディ
ローリング
（P120-127）

＼便秘にも効く！／

お腹のワーク

お腹にアプローチしながら腰、脚、膝関節と、
いろんな痛みをリリースできます。
背筋や腹筋のエクササイズも不思議なほどラクになる

ボールを当てる位置

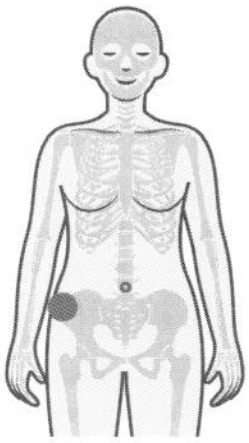

1

うつぶせになり、肘を曲げて体を支える。ヤムナボール（パール）を片方の腸骨（骨盤の外側）に当てる。大きく息を吸ってお腹を膨らませる。吐いてボールに体重を預けて沈む。3回くらい呼吸する（以下同）。

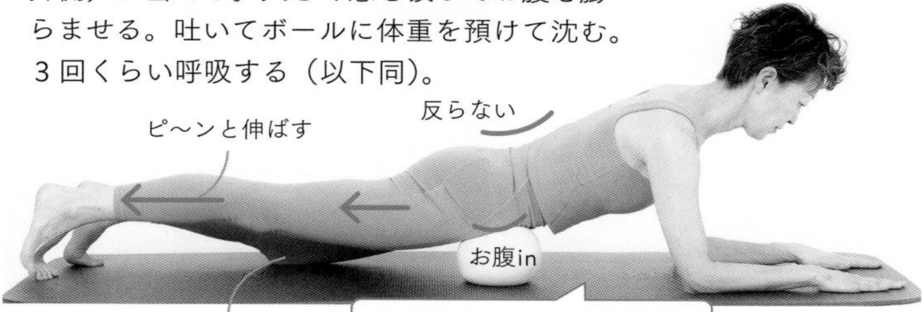
反らない
ピ〜ンと伸ばす
お腹in
片膝をつく
腸骨周辺はお腹や太ももの
筋肉が始まっているの

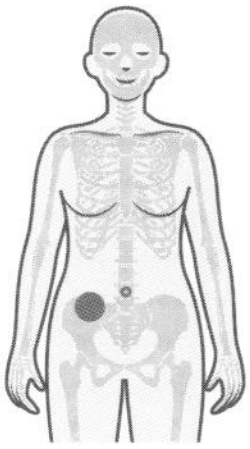

2

体をずらし、ボールを下腹に当てる。当てている方の腕を伸ばすと肋骨と骨盤の間が開き、さらにボールが入っていく。

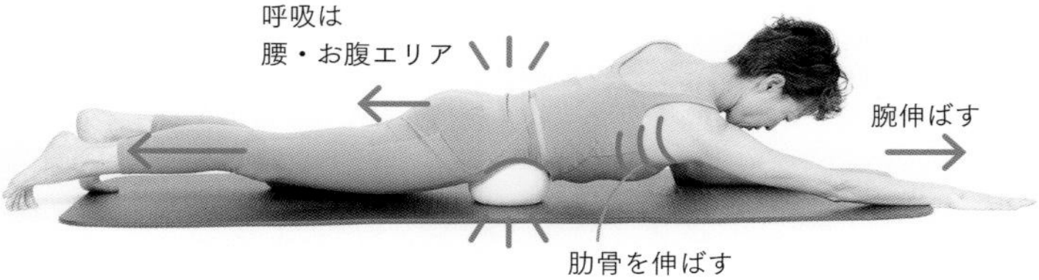
呼吸は
腰・お腹エリア
腕伸ばす
肋骨を伸ばす

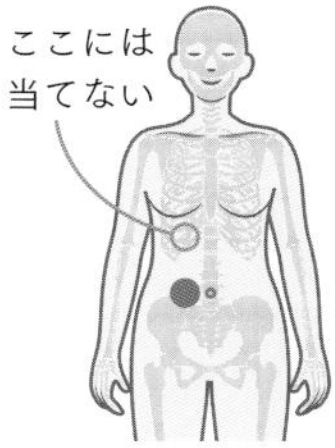
ここには
当てない

3

さらに体をずらして腕・脚を伸ばし、ボールをおへその横に当てる。反対側も同様に1→3を。

腹筋をセンターに集めるイメージ。肋骨の下の方（浮遊肋骨）には当てないように

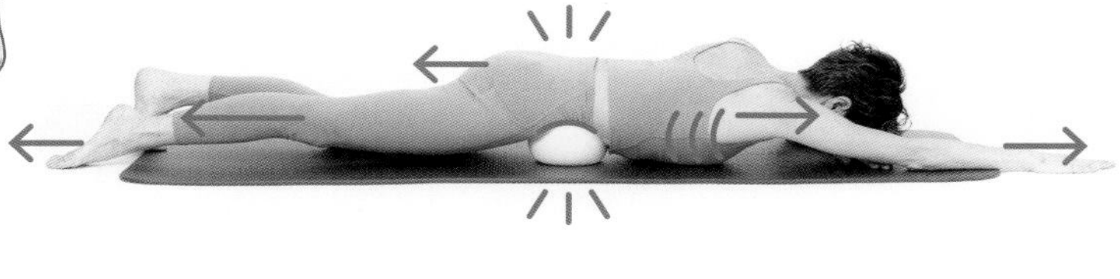

動画はコチラ！
「大人ピラティス」
3 週間カレンダー
（P128-130）

「大人ピラティス」3週間カレンダー

ビギナーさんが、この本に掲載している動きを 3 週間で行う
おすすめスケジュールです。易しいものから順になっています。
さあ始めよう！

WEEK 1

まずは基本から丁寧に！　ニュートラルな姿勢・胸式呼吸・立ち方・座り方・歩き方はできる限り毎日行い、日常の呼吸と姿勢を意識してね。

DAY 1

●**ニュートラルな姿勢（P27）**…自分の背骨を知ろう。まずは壁前に立ってみる。あれあれ、意外とニュートラルからずれているかも。ニュートラルにできるかな？

●**胸式呼吸（P29）**…ピラティスの呼吸を学ぼう。息をするだけでこれは立派な体幹のエクササイズ。ニュートラルなよい姿勢が見つかったら、さぁ呼吸！

●**骨盤底筋スイッチオン（P35）**…体幹の底は骨盤底筋。でも意外と使えていないことが多いの。ちゃんと使えているか、一旦ここだけチェックしてみよう。

DAY 2

●**ニュートラルな立ち方（P37）**…足元まで意識して立とう！　日常生活（信号待ち中、料理中など）で軸を感じて立てるようになると、全身の歪みが取れるの。

●**ニュートラルな座り方（P38）**…普段の座り方を見直そう。足組んでる？　背もたれ使ってる？　パソコンをのぞき込んでる？　ダメダメ、腰痛と肩こり解消できないよ。

●**ニュートラルな歩き方（P40）**…まっすぐ立てたら歩き方もチェック！　その姿勢で歩ける？　足をちゃんと使ってる？　今日はこれに意識して歩いてみてね。

DAY 3

●**片足立ち（P43）**…きちんと立って息するだけで素晴らしい体幹エクササイズだけど、片足上げたらチャレンジ度がさらにUP。さぁ片足立ち！

●**クアドロペット（P45）**…四つん這いは、自分の体重を手足にかけるから、全身運動にもなり骨密度アップにもつながるよ。四つん這いで体幹チャレンジ！

●**キャットアンドカウ（P48）**…長年固まっちゃった背中をニュートラルにするには、まずほぐすことから。背骨がほぐれるとよく眠れるし、寝る前もおすすめ。

DAY 4

●**お尻の奥の床ストレッチ（P55）**…座りっぱなしだと、お尻もこるよね。お尻の奥が硬い人。坐骨神経も圧迫されるし、腰痛の原因にも。まずは床でお尻の奥をほぐそう。

●**お尻の奥の座位ストレッチ（P56）**…デスクワーク中など、イスに座りっぱなしのときはぜひこれを。イスに座った状態でできちゃうお尻の奥のストレッチ。

DAY 5

●**背中から腰の床ストレッチ（P58）**…背中と腰もこまめに緊張をほぐそう。背骨を動かすピラティスも、背中の筋肉がバキバキだと動かせないので、先にこのストレッチを。

●**背骨のワーク（P122）**…ヤムナボールを持っている方は、背骨のワークを。自律神経も整い、深く眠れる。続けると脊椎間が広がって背が伸びることも⁉

●**背中から腰のイスストレッチ（P60）**…マットが敷けなくても、壁やイスを使ってできちゃう背中と腰のストレッチ。スキマ時間にも。はい、立ってやってみよう！

DAY 6

●**ハムストリングスの座位ストレッチ（P62）**…座りっぱなしの姿勢は、太もも裏が硬くなる。膝が伸びなかったり、足首が硬くなるのはその証拠。座って前に足を伸ばしてみて。

DAY 3

●シングルレッグストレッチ（P77）…次はチェストリフトから難易度を上げたチャレンジ。頭を上げながらなので、脚の重みが負荷になる。ジムでなくても自分の体で負荷は作れる。

●クリスクロス（P78）…さらにチャレンジ。腹筋４層すべてに効かせるピラティス腹筋の王道。細かいところに気をつけて丁寧にやろう。量より質よ。

DAY 4

●腸腰筋ストレッチ（P81）…腹筋をがんばってるのに、ぽっこりお腹のまま。そんなときは腸腰筋を伸ばしてみよう！　股関節の詰まりも取れてラクになるよ。

●お腹のワーク（P127）…ヤムナボールがある人は、お腹の奥をほぐし、肋骨と骨盤の間のスペースを伸ばそう。寸胴、腰痛、腹直筋離開、内臓下垂、便秘解消に。

●腹直筋下部トレ（P82）…下腹部を使いやすくしたらこの腹筋トレを試してね。脚を床すれすれまで下ろすときに恥骨上をキュッと引っ込めるのよ。

DAY 5

●うつぶせの背筋トレ（P88）…床の上でやる背筋トレ。うつぶせから頭を上げると重力が負荷になるの。40歳を過ぎたら体幹運動と腹式呼吸と背筋は１分でも毎日やってほしい。

●お腹にタオルを入れて背筋トレ（P90）…腰が痛いならこの背筋トレを試してね。お腹のタオルを意識すると腰が反りにくくなるよ。

●肩と背中のストレッチ（P91）…寝起きの朝、ピラティスの前後、夜寝る前に。だんだん背骨が動いて、背筋を使えるようになってくる。寝起きの犬みたいに伸びて。

DAY 6

●巻き肩改善ストレッチ＆トレ（P92）…一日中気がついたらこれをやってね。WEEK１では正しい立ち方をしたけど、今度は巻き肩まで直しちゃう。たった20秒。意識が体を変える。

●ドアで大胸筋ストレッチ（P94）…特にパソコン作業の多い日にはこれをやって！　大胸筋の

●ハムストリングスの立位ストレッチ（P64）…立ってやると上半身の重みも使って伸ばすから、さらに深いストレッチに。頭を下げるから血流もUP。でも高血圧の人は注意。

DAY 7

●大腿四頭筋の床ストレッチ１（P66）…体の後ろをほぐしたら、脚の前もほぐした方がいいの。特に太もも前が張りがちな人、股関節痛、膝痛に悩む人は大腿四頭筋も伸ばそうね。

●大腿四頭筋の床ストレッチ２（P68）…膝をついて行う大腿四頭筋のストレッチは、膝の位置がカギよ。上半身の重みを使ってジリジリ伸ばすから効くー！　でも気持ちいい。

WEEK 2

立ち方、座り方、呼吸が変わってきたかな？　まずは自分の歪みや、呼吸の浅さに気づくだけでも素晴らしい変化。焦らず続けよう。

DAY 1

●ブリッジ（P71）…背骨が硬いとなかなかニュートラルに持っていけない。だから今度は背骨を動かすチャレンジングなエクササイズ！

●ワイドスクワット（P72）…お尻と太ももを広範囲に鍛えるワイドスクワットを！　無理をせず少しずつ深く下ろせるようにすればいい。体力もつくよ。

●立位腹筋トレ（P74）…腹筋トレ苦手？　わかるわかる。でもね、腹筋トレは立ったままでもできちゃうのよ。これも腹筋運動。

DAY 2

●チェストリフト（P76）…床の上でやる腹筋にもチャレンジ。意識を変えれば、あらあら首や肩に負担なくこんなに腹筋に効かせられる。大事なのは正しくやること。

●マイナスからゼロの背筋トレ（P84）…腹筋をがんばったら必ずやりたいのが背筋。大事なのは体の前も後ろもバランスよく鍛えることなの。これは特に姿勢が悪い人用ね。

●ゼロから１の背筋トレ（P86）…ゼロに戻せたら今度はプラスに！　ストレートネックにも効きます。背中を意識して毎日少しでもやる習慣を。

DAY 2

●前頭骨上げ（P110）…顔ピラティスも。まずは前頭骨から上げてみよう。顔のたるみの多くは前頭骨が落ちてきているのが原因。

●目のグーパー運動（P112）…目のまわりの筋肉が衰えると、しょぼしょぼシジミみたいな目になっちゃうよ。目のまわりの筋肉も鍛えよう。

●下まぶたの運動（P114）…目の下のクマや、たるみ、これも改善できるの。美容整形で脂肪除去をする前に、ぜひやってほしい。

DAY 3

●プランク（P117）…体の軸が整うと難しい動きもできるように。自分に合った難易度のプランクをやってみてね。体力もつくし、骨も強くなる！

●膝つきサイドプランク（P118）…超難関。でも一気に全身を鍛えるエクササイズでもあるの。体幹、背中、脚、腕が強くなってきたらチャレンジしてみてね。

●膝伸ばしサイドプランク（P119）…最大難関。これができたら、あなたには体幹がついた証拠！すぐにできなくても当然だから、諦めずに毎日少しずつやってみて！

3週間がんばったね！ これらはみんなの体を変える大切な基本の動きばかり。繰り返し行うことで体・姿勢がラクになり、日常の動きがスムーズになるよ！

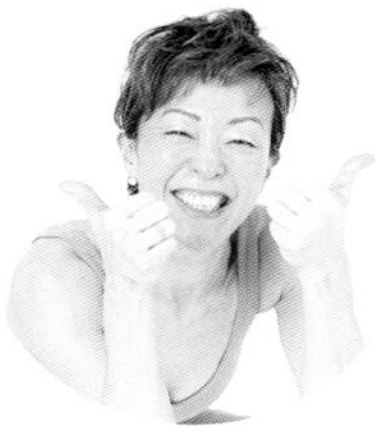

こりは、猫背はもちろん、バストが垂れたり、手のしびれにもつながるの。

●胸から肩のワーク（P125）…ヤムナボールがある人はやってみて。ボールが深く入って気持ちいい。リンパの流れもよくなるから乳腺炎、乳がん予防にも！

●首のストレッチ（P96）…ストレートネックは、首の前が縮こまり、あごもゆるむので、首のまわりをストレッチすると、とっても気持ちがいいし、顔もすっきり。

DAY 7

●立ったままスパインツイスト（P98）…背骨のほぐしにはひねることも欠かせない。ニュートラルからのひねりなら、自律神経も整うよ。まずは立ってやってみよう。

●膝曲げスパインツイスト（P100）…背骨のほぐしを床の上でやるときは、骨盤を立てるようにして。ハムストリングスが硬い人は、膝曲げならやりやすい。

●膝伸ばしスパインツイスト（P102）…慣れたら膝を伸ばして。どうしても苦手な人は、ハムストリングスのストレッチ（WEEK１ DAY６）を行ってからやると、断然やりやすいよ！

WEEK 3

引き続き、立ち方、座り方、歩き方に注意し、胸式呼吸で体幹を鍛え、背筋はどれかを毎日。WEEK１とWEEK２の苦手なものも続けてみよう。

DAY 1

●立ったまま体側伸ばし（P104）…背骨は前や後ろだけではなく側面からも伸ばしていこう。立って体側を伸ばす。右と左どっちがやりにくいかな？

●座って体側伸ばし（P106）…座ってやるこのやり方はあぐらをかくから、股関節のストレッチにもなるね。

●座って背中と胸伸ばし（P108）…体側伸ばしにさらに背骨の回転も加えて、３Dの背骨の動きにしちゃう。胸側や背中の伸ばしも加えよう。

「大人ピラティス」YouTubeプレイリスト

3週間カレンダーが終わったら、YouTubeの動画をやってみましょう！
次におすすめの5週間分の動画プレイリストを
「NOBI by NORIKO」のチャンネル内に作成しました。

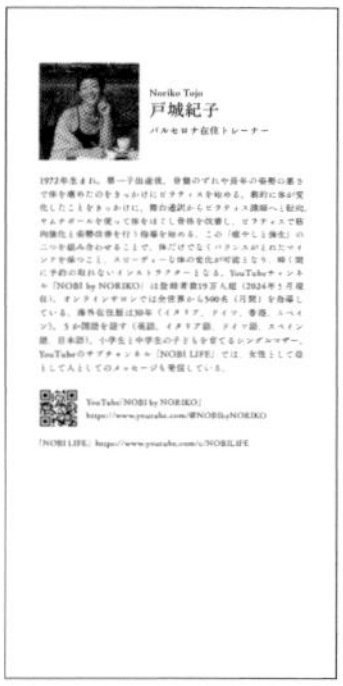
Noriko Tojo
戸城紀子
バルセロナ在住トレーナー

カバー袖にある二次元コードから
「NOBI by NORIKO」のチャンネルに
飛ぶことができます。

「大人ピラティス」プレイリストイメージ

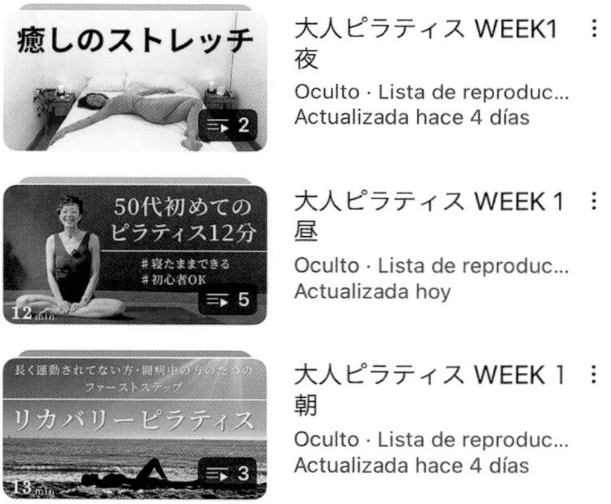
癒しのストレッチ
2
大人ピラティス WEEK1 夜
Oculto · Lista de reproduc...
Actualizada hace 4 días
50代初めてのピラティス12分
#寝たままできる
#初心者OK
5
大人ピラティス WEEK 1 昼
Oculto · Lista de reproduc...
Actualizada hoy
長く運動されてない方・闘病中の方のための
ファーストステップ
リカバリーピラティス
3
大人ピラティス WEEK 1 朝
Oculto · Lista de reproduc...
Actualizada hace 4 días

WEEK 1～5の朝、昼、夜におすすめの動画をセレクトしました。該当する週の毎日、どれか一つを選んでやってみてね。朝昼夜が入れ替わっても問題ありません。

3週目の『ピラティス入門7DAYSのプログラム』は、簡単な動きから難しい動きまで組み合わせてあるので、1～2週目が終わってから行うといろいろな気づきがあるはず。4～5週目により深く取り組めるようになるはずです。

5週間分のプレイリストが終わったら、あなたはもう体の変化をいろいろと感じているでしょう。YouTubeには500本以上の動画があります。この後は自由に試してみて。皆さんの体や気持ちの変化など、YouTubeのコメントで知らせてください。皆さんをいつも応援しています！

おわりに
人生のお守りピラティス

自分の体の声を聞こう

この本は私のYouTube動画を見てくださっている方々、オンラインサロンに参加してくれているみんな、スタジオに通ってくれた一人ひとり、全員の力で作ることができたと思っています。実際、本の制作にあたって協力をお願いしたアンケートを見ながら、本当に泣きそうになっちゃいました。

この場を借りてお礼を言わせてください。本当にありがとうございます。

その中には、運動とは無縁の人生で初めて体を動かせたという方、運動していたけれど思うようにできなくなったところから復活した方、更年期障害の真っ只中だったり、病中の方、病後の方、いろんな方がいます。それぞれがそれぞれのペースでピラティスを続け、変化を感じてくれています。だからこそ、「これから始めてみようかな」「でも、無理かな」と迷っている方に、「よかったら一緒にやっていきませんか？」という熱いメッセージがアンケートにはあふれていました。

始めれば、必ず変わります。いくつからでも変われます。まだ人生50年以上あるかもしれないのに、「仕方ない」で終わったらたぶんそこから一歩も変わらない。もちろん、人生には仕方のないこともあります。でも「年齢だから仕方ない」「体のことは仕方ない」……これについては、意外とそうじゃないんです。

本当に、できることだけでいいんです。「この

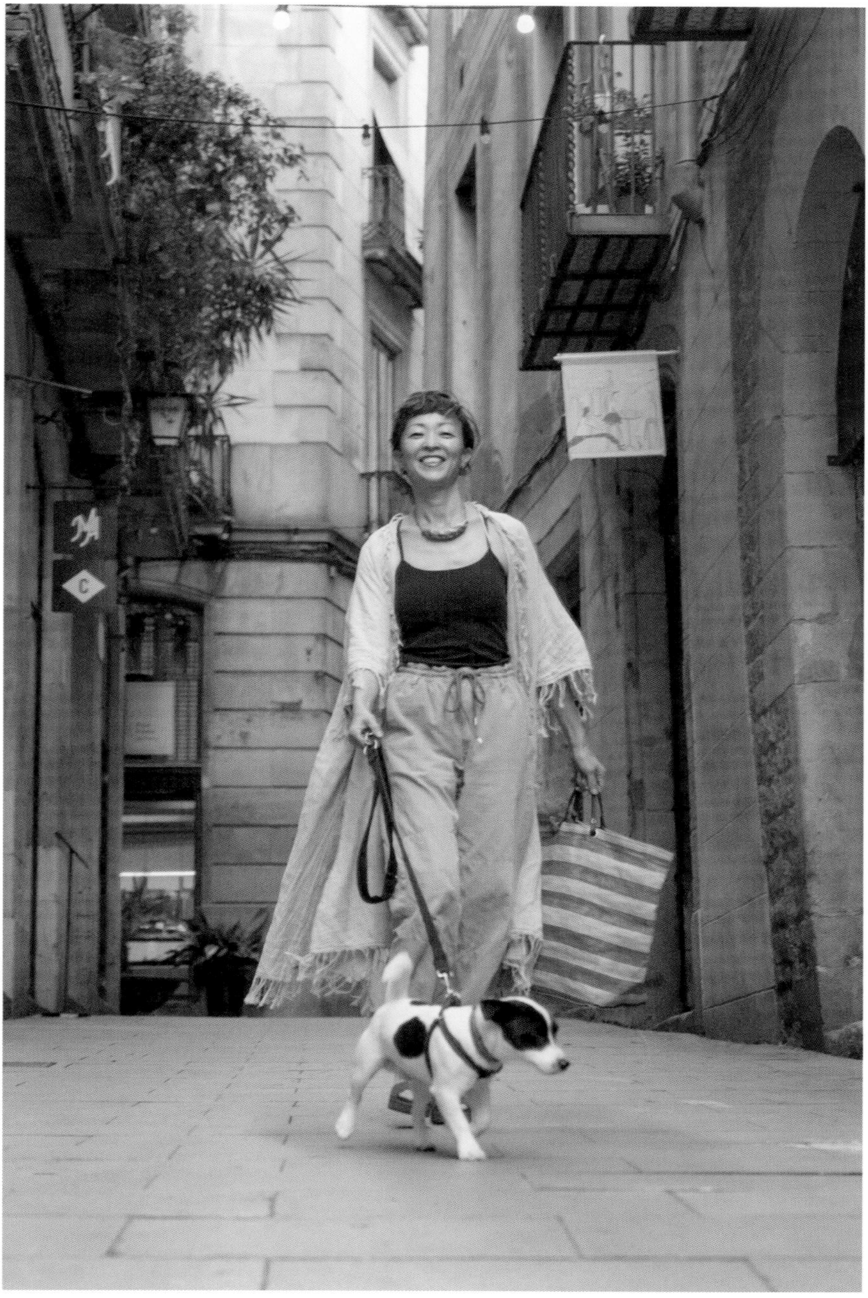

姿勢を1分だけやってみよう」と試せば、必ず何かが動き始めます。

基本のピラティスの動きはとっても地味です。ダイナミックに体を動かすエクササイズとは違うので、最初は拍子抜けする方もいるかもしれません。けれど、そのぶん、骨盤の微妙な位置や筋肉のちょっとした動きを自分で感じ取ることができます。今まで注目してこなかった部分を動かそうとしたり、いつもより丁寧に動かそうとすることで「あー、ここが動かしにくい」「ここが硬いな」「あれ？ 昨日と違うみたい」というように、自分の体を知ることができます。体と脳みそがつながるとは、そんな感覚です。

がんばってくれている自分の体を無視していませんか？ SOSを出しているのに走り続けていませんか？ この世に1個しかないあなたの体です。大事にしてあげましょう。ピラティスをそのきっかけにしてもらえたらうれしいです。

お風呂でキャンドルをたいてリラックス

短い時間でも大丈夫。あまり動かなかった日なら、一日の最後にこわばった体をピラティスでリセットしたり。疲れた日はのんびりストレッチだけしてみたり。その後に、灯りを落としてお風呂でゆっくりリラックスすれば、もう極上のスパ代わりです。自分の癒やし方を知っておくと、体も心もすごくラクになります。そのツールの一つとして、どうぞ本書を使ってください。

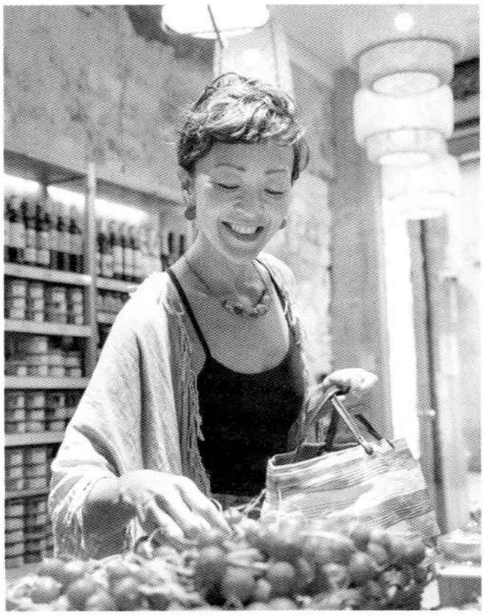

何も、完璧な体を目指そうというわけではないんです。完璧に美しくなければいけないなんてことは、これっぽっちも思っていません。

だって、人生ってそう完璧にはいかないですよね。山もあれば谷もある。陰陽のマークみたいに陽の中には陰もあるし、陰の中にも陽はある。だから人は優しさと強さを兼ね備えてバランスをとりながら生きていく。

それでもうまくいかないこともあるでしょう。そこで「もうダメだ」と思ってすべてを投げ出すのではなく、「別の方法はないかな？」「このツールならどうだろう？」と、選択肢を持っていられるといいのかなと思います。

失敗しても必ず学びがある

私も腰を痛めてしまったから、ピラティスに出会うことができました。痛みが強くてツラさが大きかったぶん、それが消えたときの感動が大きくて、これほどのめり込むことができました。

バルセロナでスタジオを稼働したのは、実は、人生最悪のどん底を経験したタイミングでした。

公私ともに思うようにいかず、すっかり自信を失って、半年以上も原因不明の咳が止まず。ベッドから這い出してヤムナボールに身を預けるのがやっと、という状態でした。迷信深い方ではありませんが、このときばかりは悪い方位に来てしまったと思うくらい負のサイクルに飲まれていくようでした。

そんなとき、心身のリフレッシュを目的にしたリトリートの旅に参加して、ある言葉を聞きました。「過去に囚われて、苦しくて、許せなくて、後悔して、進めない。その瞬間にもいいことが絶対に起こっているのに見逃している」というような。涙が止まりませんでした。私にはかわいい子どもたちがいて、その子たちと楽しい時間を過ごすことができるのに、悩んでばかりいたらもったいない。さんざん泣いて、気持ちが晴れて、「よっしゃ！」と思えてきたんです。

過去だけじゃない。将来の不安に縛られるのも、もうやめよう。起きてもいないことを心配する、今のこの5分がもったいない。今という一つの点が重なって未来になるのだから、先を見ても仕方がない。離婚を決めて、スタジオに本腰を入れ始め、だんだん自信を取り戻すことができました。

スペイン語も下手くそで、ゼロから始めたバルセロナＮＯＢＩスタジオでしたが、7年がたち、たくさんの地元の人が通ってくれるスタジオになりました。一緒に働いてくれるインストラクターさんも増えました。

でも、ここを閉じる決心をしました。

重い機械はもういらない。体のケアはおうちで十分できる。大事なのは毎日意識すること。それをもっともっとたくさんの人に伝えていくために。

「ときには手放すことも大切。それが勇気のいる決断だったとしても、今何が大切なのかを見極めること。ゼロになることを恐れなくていい」、そう考えたから。

その決断は間違ってなかったと思います。手離すことで新しいチャンスが広がりました。

不調があっても怖くない

今だっていろいろあります。現在進行形でもがくこともあります。

不完全な自分、弱い自分を責めないで、受け入れる。このスタンスになってから、どんなことも怖くなくなりました。

コツは、後先を考えすぎないこと。損得を考えないこと。そして、少しだけ自分を客観的に見る目を持つ。自分のことだけど「わかるー、その気持ち」という感じで見てあげる。「コノヤロー」と思う相手のことだって別の目で見ると「なるほど、それもありかも」と許せます。もう、外国なんかに暮らしていると「あり得ない!!」なんてことも日常茶飯事。いちいちイライラしていたら身が持ちません（笑）。

あるときポジティブの連鎖が起こる

ぜんぶ抱え込んでしまうと、にっちもさっちもいかなくなりますよね。友達に助けを求めるのもすごくいいと思います。でもそれができないときもあるよね。オンラインサロンでは1対1でなんでも話そうという時間をできる限り設けています。体のこと、心のこと、暮らしのこと、仕事のこと、不調も、不調じゃないことも、世間話でも。

きっかけは日本でのオフ会でした。オンラインサロンのメンバーに会ったとき、みんな元気で、キラキラ輝いて、笑顔がいっぱいで。けれど、お話だったり、お手紙だったりで、「実は」とプライベートの悩みや辛い過去を打ちあけてくれたんです。そして「ＮＯＲＩＫＯさんのピラティスを励みにしている」って。

「心に向き合えないから、体に向き合ってみようと思った」という方も少なくありません。「いつの間にか心も回復しました」と言ってくれます。みんな諦めて吸い込まれていくのではなく、一歩ずつ歩いている。

一人一人がまぶしく愛しく思われるのです。

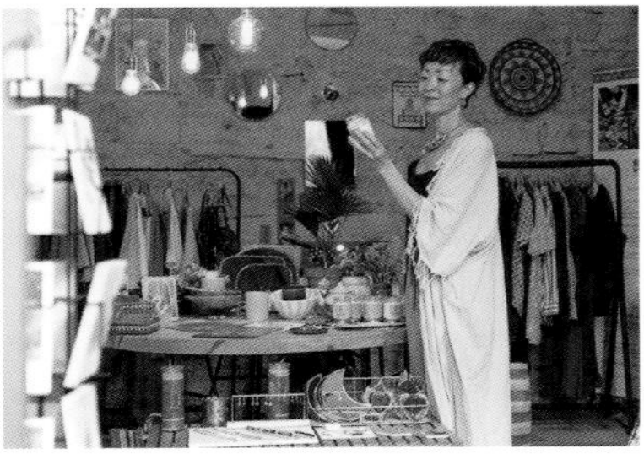

姿勢がよくなると、体の軸が見つかります。体の軸が見つかると、心にも軸が通ります。心の歪みがなくなってきます。「それは、なぜ？」という理屈は目下研究中ですが、そういう人にたくさん会ってきました。

本として活字になると、かしこまった私に見えるかもしれませんが、実際はドジばかりです。ライブ配信でも説明に夢中になって片側をするのを忘れてしまったり、オヤジギャグ（!?）も出てしまうし、変顔も大得意。日常生活では冗談のような失敗だらけで、友達には「そっちを漫画にしたら？」と言われるくらいです。

みんな、裏ではたくさん涙を流しているかもしれないけれど、こんな私と15分でも、5分でも、屈託なく笑える時間を楽しみにしてくれていて、ありがたいなと思います。

一歩踏み出すことが大切

私もずっと元気でみんなと走って、ときには一緒に転んだりするかもしれないけれど、「がんばれー」って言いながらサポートしていきたいと思っています。

いくつになっても、体も心もしなやかでいたいですね。

スペインにも日本にも、それぞれよいところがありますが、スペイン人を「あっぱれ」と思うことの一つは、年齢へのタブーがないところ。好きな色の好きな服を着て、夏になればビキニを着て太陽を浴びる。お腹が出ていようがいくつになっても今の自分を、その瞬間を楽しんでいる。だからシワシワだろうが関係なくニコーッと笑って、魅力的。

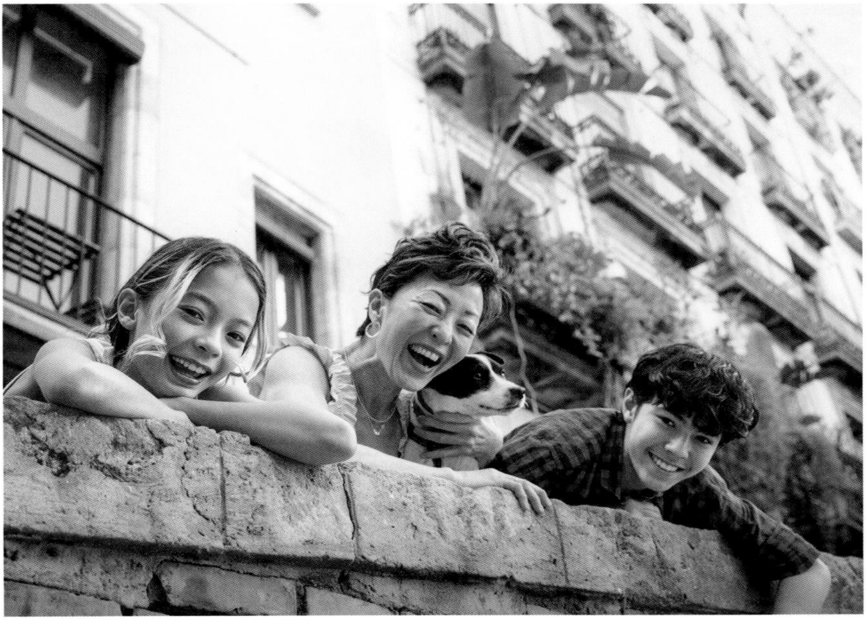

今より輝くために、ピラティスを続けてみませんか。楽しみながらコツコツとやっていけば、必ず効果が上がります。

そして何があっても、自分を大切にしてくださいね。そのためのお守りみたいな本になりますようにと願って、本書をお届けします。

戸城紀子

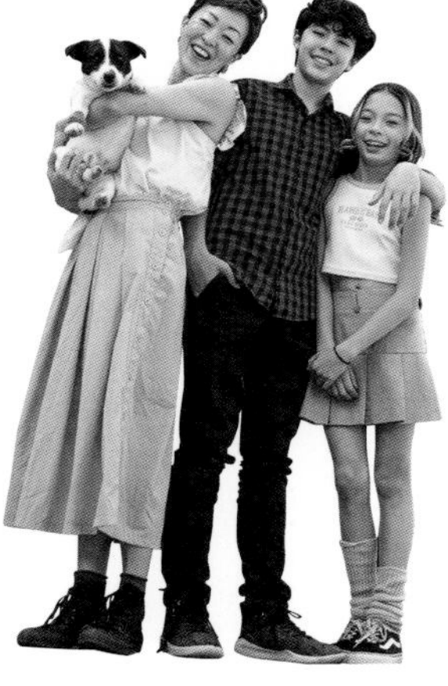

体験者の声（後編）

NOBI by NORIKOオンラインサロン参加者の声をお届けします。

ホルモンバランスの変化による不調を改善

西田佳苗さん（39歳／京都府）

ホルモンバランスの不調（排卵痛やめまい、生理終わりのツラさ）、猫背・巻き肩、体幹の弱さを感じ、「ゆるめて正すヤムナ、鍛えるピラティス」と先生の魅力に惹かれサロンに参加。まだ４か月ですが猫背・巻き肩は改善し、体幹や力の入れどころを考える癖がつきました。日常動作や姿勢がいかに体の不調として表れているか、少しのメンテナンスと心がけで体が応えてくれることを体感できます。レッスンは和やかなトークと丁寧な説明から始まり、サザエさんみたいなお人柄ゆえの笑いも度々起きる。そんなアットホームな雰囲気で、呼吸も深く入るし、忙しい日常から少し抜け出して自分の体と向き合えています。

体が柔らかくなり痛みがなくなった

後藤理恵さん（50歳／大分県）

ギックリ背中、腰椎ヘルニア、坐骨神経痛を解消したいとサロンに参加。以前は公民館ヨガやホットヨガをやっていたのですが、でたらめな腹筋背筋をしていたことが原因で腰を痛めたとわかりました。ヤムナを始めて体がかなり柔らかくなりました。長座も後ろに丸めたタオルを置けばできるようになりました。ヘルニア、坐骨神経痛がなくなりました。

体形を褒められるようになった

小俣恵津子さん（43歳／東京都）

体の歪みからくる体調不良を解消したいと思いサロンに参加。「自分で自分の体は変えられる」、「少々の不調があってもメソッドをすればよい」、と体を動かすことに前向きになりました。サロンを始めてから体形もずっとキープしています。周りからも体形を褒められることが増えました。これからも続けていきたいです。

人柄に励まされ元気が出る

S.K.さん（59歳／東京都）

CM関節症と20代にヘルニアで入院したこともある慢性の腰痛対策のため参加しました。細部にまでこだわった解説とレッスン。カテゴリー別のたくさんの動画。オンタイムで参加できなくてもアーカイブでレッスンが受けられる。ヤムナボールでリラックス効果もあります。何よりもNORIKOさんのお人柄に励まされ、元気が出る。毎日を前向きに過ごすことができ、反り腰にも気をつけるようになり、呼吸もしやすくなりました。

無理なく体が喜ぶ運動

Y.M.さん（56歳／兵庫県）

45歳のとき痩せたいという思いで、自己流でマシンを使った筋トレを始めたのですが、跳んだりはねたりと体に無理な動きをして、右足膝内側の半月板断裂など体を痛めてしまいました。サロンでは「できない人はこれでもよいです」とNORIKOさんがアドバイスしてくださるので、その日の自分の体調に合ったピラティスとヤムナを続けることで、体が喜ぶ運動ができています。腰痛、不眠、ホットフラッシュはまったくなくなりました。

年齢を重ねても体は変えられる

Y.M.さん（61歳／埼玉県）

猫背、反り腰、巻き肩があり、ヤムナとピラティスの合わせ技で姿勢をよくしたいと参加。普段から姿勢や体を意識するようになりました。朝晩必ずNORIKOさんの動画を見てストレッチ＆ピラティスをやっています。説明がわかりやすく、動きもやれるところまででいいからという励ましでがんばれます。ヤムナは気持ちいい上にやるとすぐに体が変化したのがわかります。年齢を重ねた自分でも、まだまだ体を変えることができる、がんばろうという気持ちになります！

優しい声かけに自然に涙があふれて

N.S.さん（56歳／神奈川県）

きっかけは友達の紹介。いろいろな悩みにぶつかりメンタルが落ち込み、股関節に持病があり、背骨が湾曲していてツラい状態でした。NORIKO先生のYouTubeを一目見てどハマり。先生の温かい人間性と、ピラティスでの優しい声かけに、自然に涙が溢れてしまいました。ヤムナ、これはやってみて気持ちよすぎてたまらない。五十肩もすっかりよくなり、腱鞘炎なども、先生のピラティスで治しました。それぞれが抱えている体の不調、個々の悩みに配慮してくださりながらの確信あるコーチングが素晴らしいです。

人生の健康や美の大きな支え

S.S.さん（44歳／神奈川県）

年々体や顔のたるみが気になり、肩こりで頻繁に整体に通う日々。運動&外出嫌いでウォーキングやジムなどは嫌。体力のなさと疲れやすさが生活や仕事に影響し困っていました。ある日「ピラティスを家でやってみよう」と思いつき、YouTube で NORIKO 先生に出会い、オンラインサロンに参加しました。体がどんどん変わってくるのでいろいろな場面で自信が持てるように。整体に行かなくても大丈夫になり、年に数回患っていたギックリ背中もしばらく起こしていません。骨や筋肉の仕組みなど体の内部について学べるのも楽しいです。この先の人生の健康や美にとって大きな支えになると感じています。

アップデートし続けている姿に感銘

平野 栄子さん（64歳／静岡県）

YouTubeのおすすめでNORIKOさんを知り、直感でこの方だわ！と思い、ずっと視聴。オンラインサロンにも参加。当初から先生はぶれることなく、わかりやすく教えてくださり、皆様の意見を真摯に受け入れてアップデートされ続けている。何よりも愛があふれていてバランスのとれた方。先生の波動が、素晴らしいメンバーさんとつながるのだと思います。

運動が苦手でもついていける

H.N.さん（60歳／神奈川県）

病気の療養中、体重の増加と、体力の衰えを感じ、何かできることがあれば？と思って探したのが参加のきっかけです。毎日の生活の中で、自分の体を観察するようになりました。とてもわかりやすく、運動が苦手な私でも、ちゃんとついていけるプログラム。以前参加していたヨガ教室では、自分が動きながら先生のポーズをちゃんと見ることができなかったけれど、サロンではしっかり先生の姿を見ながら実践することができるし、それを何度も繰り返すことができます。わからないことがあったら、先生に直接質問することもできるのもよいです。

ゆっくり時間をかけて体と向き合う

M.U.さん（56歳／東京都）

腰痛が起こりやすくなり、体幹を鍛えようとジム系、有酸素系の運動をやってきましたが、50代後半になり、整えることと鍛えることの両方が必要だと思っていたところ、ヤムナとピラティスの両方をやっているNORIKOさんのサロンに出会いました。そしてゆっくり時間をかけて体に向き合うことの大切さを感じるようになりました。NORIKO先生の説明は優しく語りかけるようでわかりやすく、また、そこにいて体に触れてくれているような感じがあります。

息切れをしなくなった

西田朋子さん（53歳／宮崎県）

呼吸困難になることが度々あり、藁にもすがる思いで 先生のYouTubeにたどり着きサロンに参加しました。呼吸が入りやすくなり息切れをしなくなったことは本当にありがたいです。 魅力はそのお人柄。叡智を与えてくださる惜しみない愛情のレッスン。エクササイズの表現もわかりやすい。昭和のワードだったり歌詞だったり。笑顔や笑いありで心と体に元気と希望を与えてくださるレッスンです。

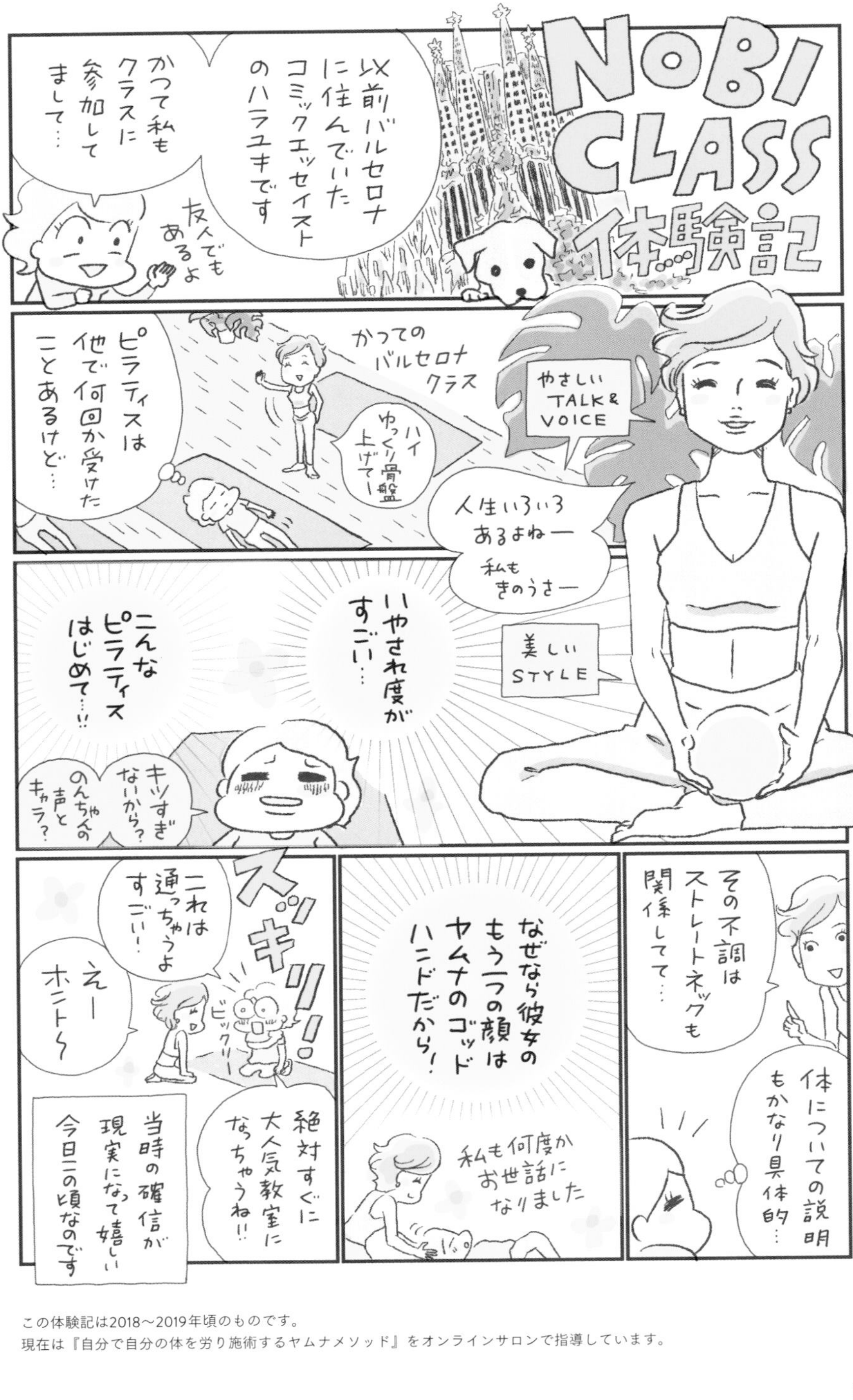

この体験記は2018～2019年頃のものです。
現在は『自分で自分の体を労り施術するヤムナメソッド』をオンラインサロンで指導しています。

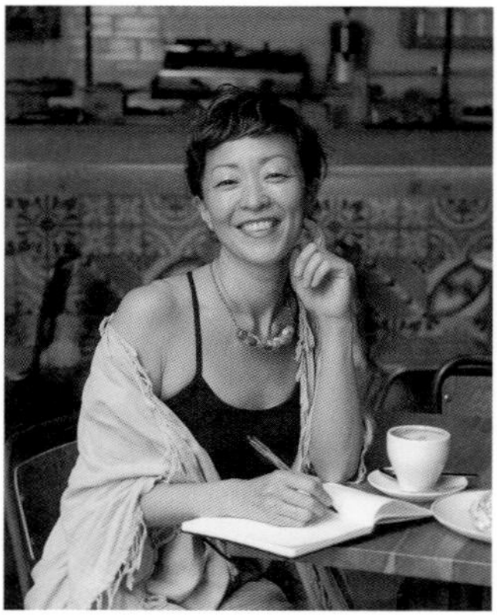

Noriko Tojo

戸城紀子

バルセロナ在住トレーナー

1972年生まれ。第一子出産後、骨盤のずれや長年の姿勢の悪さで体を痛めたのをきっかけにピラティスを始める。劇的に体が変化したことをきっかけに、舞台通訳からピラティス講師へと転向。ヤムナボールを使って体をほぐし骨格を改善し、ピラティスで筋肉強化と姿勢改善を行う指導を始める。この「癒やしと強化」の二つを組み合わせることで、体だけでなくバランスがとれたマインドを保つこと、スピーディーな体の変化が可能となり、瞬く間に予約の取れないインストラクターとなる。YouTubeチャンネル「NOBI by NORIKO」は登録者数19万人超(2024年５月現在)。オンラインサロンでは全世界から500名（月間）を指導している。海外在住歴は30年（イタリア、ドイツ、香港、スペイン)。５か国語を話す（英語、イタリア語、ドイツ語、スペイン語、日本語)。小学生と中学生の子どもを育てるシングルマザー。YouTubeのサブチャンネル「NOBI LIFE」では、女性として母として人としてのメッセージも発信している。

YouTube
「NOBI by NORIKO」https://www.youtube.com/@NOBIbyNORIKO
「NOBI LIFE」https://www.youtube.com/c/NOBILIFE

STAFF
デザイン／眞柄花穂、石井志歩（Yoshi-des.）
撮影／Clémentine Laurent（バルセロナ)、島本絵梨佳（東京)、戸城紀子
取材・執筆／深谷恵美
イラスト／園田京子、ハラユキ（P142)、本山理咲
取材協力／笠井まりこ、中島美香、太田あい
校正／麦秋アートセンター
企画・編集／鈴木聡子

更年《こうねん》期《き》世代《せだい》の不調《ふちょう》を取《と》り去《さ》る
大人《おとな》ピラティス

2024年6月19日　初版発行

著　者　戸《と》城《じょう》 紀子《のりこ》

発行者　山下 直久
発　行　株式会社KADOKAWA
〒102-8177　東京都千代田区富士見2-13-3
電話 0570-002-301（ナビダイヤル）

印刷所　大日本印刷株式会社
製本所　大日本印刷株式会社

●お問い合わせ
https://www.kadokawa.co.jp/（「お問い合わせ」へお進みください）
※内容によっては、お答えできない場合があります。
※サポートは日本国内のみとさせていただきます。
※Japanese text only

定価はカバーに表示してあります。

ISBN 978-4-04-606796-8 C0077